Capillaries, key to health

모세혈관도
모르고
건강관리
한다고?

모세혈관도 모르고 건강관리한다고?

초판 인쇄__2023년 9월 20일
초판 발행__2023년 9월 25일

지은이__김성호
펴낸이__한미경
펴낸곳__예나루

등록__2006년 1월 5일 제106-07-84229호
주소__서울특별시 용산구 원효로 268, 1동 202호(원효로 1가, 디아뜨센트럴)
전화__02-776-4940
팩시밀리__02-776-4948

ISBN__897-89-93713-30-5 03510

일원화 공급처__(주)북새통
서울특별시 마포구 월드컵로36길 18, 902호(성산동, 삼라마이다스)
전화__02-338-0117 팩시밀리__02-338-7160~1

Capillaries, key to health

모세혈관도
모르고
건강관리
한다고?

김성호 박사

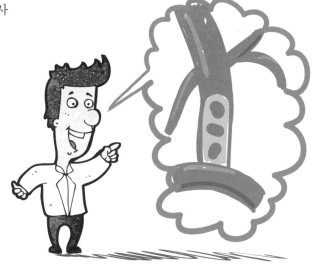

혈액·혈류를 결정하는 네 가지

"~만 하면 모든 병이 다 낫는다."

생식, 채식, 육식 등의 식단 조절에서부터 체질, 운동, 마사지, 한방요법, 교정, 사혈, 해독, 단식 등이 만병통치를 외치고 있다.

하지만 모든 병을 치료하는 특효약이나 방법은 없다. 우리 몸은 그렇게 단순하지 않다. 질병의 종류만도 3만~5만여 가지가 넘을 정도다. 어떤 질병에 특정한 방법이 효과가 있을 수는 있지만, 하나의 방법으로 모든 병을 다스릴 수는 없다. 그러니 "하나로 다 낫는다"는 주장은 무시해도 좋다.

문제 해결을 위해서는 원인부터 찾아야 한다. 그것이 과학적인 사고다. 과학의 핵심적인 쟁점은 인과관계를 밝히는 것이다. 모든 일에는 원인이 있다. 그렇다면 통증은 병일까, 원인일까? 통증은 진짜 문제를 알려주는 광산의 카나리아와 같은 역할을 한다. 카나리아는 산소가 부족하거나 가스가 누출되면 죽는다. 중요한 것은 카나리아의 증상이 아니다. 카나리아를 죽인 진짜 원인이다.

사람들은 언제나 손쉬운 해결법을 찾는다. 통증이 생기면 당장 통증클리닉으로 달려간다. 하지만 통증(증상)을 없애는 것은 신호등을 꺼버리는 것과 같다. 통증은 신호일 뿐이다. 신호를 꺼버리면 문제의 본질이 가려지고, 더 큰 문제가 발생할 수밖에 없다.

건강은 손쉽게 얻을 수 있는 것이 아니다. 건강 문제를 다루기 위해서는 인간을 둘러싼 환경(자연과 생활 환경)은 물론 인체의 구조와 구성물, 운행 원리 등을 모두 고려해야 한다. 건강을 좌우하는 모든 요소를 종합적으로 고려해야 한다는 것이다.

인체는 기본적으로 골격(뼈)을 가지고 있으며, 영양을 섭취하여 신진대사를 유지하며 살아간다.[1] 그리고 그 과정에서 독소와 파동에 영향을 받는다. 즉, 인간의 생명에 영향을 미치는 가장 중요한 요소는 골격, 영양, 독소, 파동으로 정리될 수 있다.

이 골격, 영양, 독소, 파동에 문제가 발생하면 혈액(혈류) 특히 모세혈관에 문제를 일으키고, 나아가 건강에 영향을 미치게 되는 것이다. 혈류에 문제를 일으킬 수 있는 이 네 가지 요소를 살피는 이유가 여기에 있다.

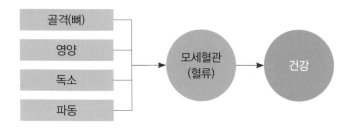

---

1) 우리 몸은 내장과 근육, 뼈, 혈관, 혈액, 체액, 신경계 등으로 구성되어 있으며, 구성 성분은 물 61.8%, 단백질 16.8%, 지방 1.49%, 질소 3.3%, 칼슘 1.81% 등이다.

첫 번째 주제는 골격이다.

깨끗한 혈액은 건강의 전제조건이다. 하지만 혈액이 아무리 깨끗해도 그것만으로는 부족하다. 깨끗하게 정화된 혈액도 원활하게 돌지 않으면 아무런 의미가 없다. 37조(兆) 개가 넘는 인체의 세포는 혈액이 운반해 주는 영양분이나 산소로부터 에너지를 얻어 생명을 유지한다. 혈액순환이 나빠지면 세포 혹은 조직기관(組織器官)의 작용이 떨어지고, 또 그 시간이 길어지면 질병이 된다.

그런데 만약 우리 몸을 지탱하고 있는 골격이 어긋나면 어떻게 될까? 먼저 골격을 잡아주고 있는 근육이나 인대가 위축되거나 늘어날 것이다. 이것이 혈관과 신경을 압박하면 혈액순환에 장애가 생기고, 나아가 통증과 질병을 유발할 수 있다.

즉, 건강한 몸이 되려면 혈액순환이 원활해야 하고, 혈류가 원활하려면 골격이 바로 서야 한다. 그래야만 근육이나 인대의 부담을 없앨 수 있고, 혈액이 온몸 구석구석까지 흐르게 할 수 있다. 만병의 근본적인 원인은 혈액순환 장애에 있고, 그 시발점이 골격인 셈이다.

2장에서는 골격과 혈액순환이 어떻게 유기적으로 연결되어 있는지 살펴보고, 혈액순환을 개선하기 위해서 어떻게 대응해야 하는지에 대해 알아보고자 한다.

두 번째 주제는 영양이다.

적절한 영양 섭취는 생명 유지의 필수요소다. 우리가 먹는 것은 혈액이 되고, 혈액은 살이 되고 뼈가 된다. 혈액의 성분은 대부분 음식물

속의 수분, 단백질, 지방, 당분, 비타민, 미네랄 등으로 구성된다. 혈액은 영양소들로 세포들을 키우고 보호하며, 노폐물을 거둬들여 폐, 신장, 간으로 보낸다.

중요한 것은 균형 잡힌 식단이다. 문제는 이 '균형 잡힌 식단'에 대한 해답이 없다는 점이다. 현대 의학도 결론을 내놓지 못하고 있다. 채식·육식·조리식·생식주의자들 간의 논쟁은 끝이 없다. 각자의 주장을 뒷받침하는 증거도 지속적으로 등장한다. 학자들의 주장도 번복되기 일쑤다. 과연 어떤 음식이 사람에게 가장 필요한 음식인지 알기가 어렵다. 수많은 주장과 이론이 난무하고 있다.

이에 3장에서는 인간에게 가장 도움이 되는 음식과 섭취 방법에 대해 정리하고자 한다. 특히 혈액의 생성을 돕고, 맑고 깨끗한 혈액을 유지할 수 있게 해주는 방법을 중심으로 풀어보고자 한다.

세 번째는 독소의 문제다.

현대인들은 과거와 전혀 다른 문제에 직면하고 있다. 유해 화학물질에 노출되고, 또 그것이 체내에 축적되는 현실이 그것이다. 현대의 인류는 8만 개가 넘는 화학물질을 접하고 살아간다. 우리는 어떤 경우에 어떤 화학물질에 노출되는지 알지 못하며, 이러한 화학물질이 건강에 어떤 영향을 미치는지도 알지 못한다.

지난 2003년 유럽연합(EU) 환경 담당 집행위원 마르고트 발스트롬은 자신의 혈액을 검사한 뒤 결과를 공개하며 이를 '화학물질 칵테일'이라고 칭했다. 그의 혈액에서는 DDT를 비롯한 각종 살충제(PCB), 난

연제(PBDE) 등 28종의 독극물이 발견됐다.[2]

과거의 건강관리법만으로는 건강해질 수 없는 시대를 살고 있다는 것을 극명하게 보여주는 사례가 아닐 수 없다. 따라서 4장에서는 건강한 삶을 위한 최대의 과제는 무엇이며, 유해 독소의 위협으로부터 건강한 혈액을 유지할 수 있는 방법은 무엇인지를 살펴보고자 한다.

네 번째는 파동의 문제다.

세상 모든 것은 파동을 가지고 있다. 인체도 파동을 가지고 있으며, 다른 파동에 영향을 받는다. 예를 들어, 강한 전자파는 호르몬 분비 체계나 면역세포 등에 악영향을 미친다. 그 결과 두통이나 수면 장애, 기억력 상실 등의 증상이 나타날 수 있다. 또 숙면을 방해하며 비염, 후두염, 폐렴 등 호흡기 질환을 일으킨다.

전자파가 이런 역할을 하는 것은 파동 때문이다. 전자파는 정전기를 일으킴으로써 혈액의 흐름을 방해한다. 혈관 속에 정전기가 늘어나면 적혈구 표면의 전하의 균형이 무너지기 때문에 적혈구끼리 달라붙어 혈액의 상태가 나빠진다. 또 혈관 벽에 정전기가 쌓이면 그곳에 물 분자가 달라붙어 혈관이 좁아지거나 혈관의 수가 줄어 부종이 발생하기도 한다.

이처럼 우리 몸은 파동에 영향을 받을 수 있으며, 파동의 일종인 마음도 혈류에 영향을 줄 수 있다. 이런 파동의 특성을 간과한다면 질병 치료의 해법 하나를 놓칠 수 있다. 5장에서는 가능한 한 과학적으로

---

2) 한겨레신문, "내 혈액은 화학물질 칵테일", 2003년 11월 7일 자.

입증된 내용을 중심으로 파동을 통해 건강을 증진할 수 있는 방법을 제시하고자 한다.

건강함을 증명하는 데 전문가의 승인이 필요한 것은 아니다. 성공적인 결과보다 그 가치를 더 잘 증명할 수 있는 방법은 없다. 이론이란 무엇인가? 그 이론이 진실이라면 훌륭한 결과물은 저절로 쌓일 것이다. 중요한 것은 이론이 아니라 결과다. 치유라는 결과를 가져온다면 그것이 옳은 답이라는 것이다. 아무쪼록 이 책이 건강관리에 관심있는 많은 이에게 도움이 되었으면 하는 바람이다.

이 책이 빛을 볼 수 있도록 도와주신 모든 분에게 감사의 인사를 드리고 싶다. 무엇보다 자미원 디톡스센터에서 함께해 오신 분들과 언제나 많은 가르침을 주시는 자미원 송석민 대표님, 골격의 원리에 대해 친절히 알려주신 김성준 원장님, 그리고 유튜브(자미원TV) 댓글을 통해 좋은 정보와 용기를 주신 분들에게도 고마움과 사랑의 마음을 전하고 싶다.

차례

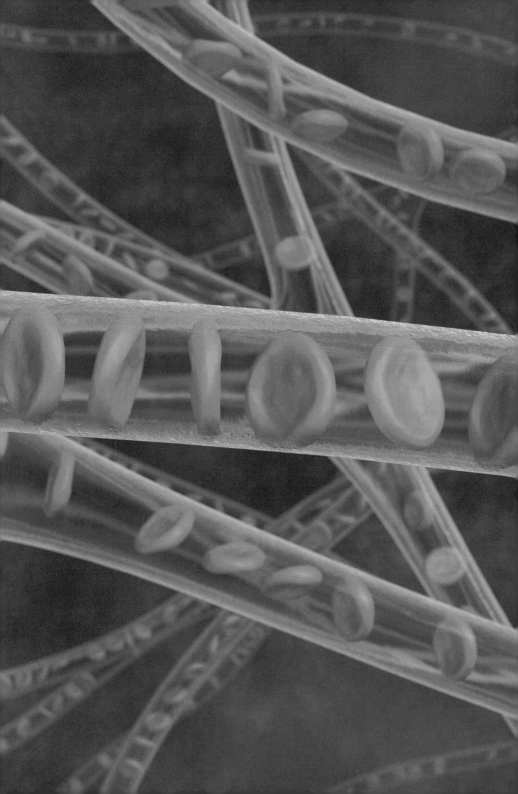

1
Chapter

모세혈관
99% 건강 솔루션

피는 생명이다

피(혈액)만큼 다양한 상징성을 지닌 것도 드물다. 옛 사람들은 혈액 안에 '생기의 영'(Vital Spirit)이 들어 있다고 믿었다. 생명을 불어넣는 초월적인 힘이 혈액에 있다고 믿은 것이다.

이런 믿음은 의술의 신 아스클레피오스(Asklepios) 신화에서도 전해진다. 아스클레피오스는 태양의 신 아폴론과 인간 사이에서 태어났다. 아폴론은 자신의 아이를 지혜와 의학 지식으로 유명한 케이론에게 보냈다. 그 아이가 성장하여 아스클레피오스가 되었다. 아스클레피오스는 케이론에게 식물학, 약초 다루는 법, 수술법 등을 배웠고, 아테나로부터 강력한 치료약을 얻었는데 그것이 바로 메두사의 피다.

메두사의 피 한 방울
메두사의 피 한 방울은 사람을 죽일 수도, 살릴 수도 있었다. 메두사

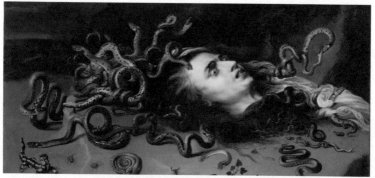

●뱀으로 된 머리카락을 가졌다고 알려진 메두사의 피는 생명의 상징이었다.

의 몸통 왼쪽에서 뽑아낸 피는 죽이는 힘
이 있었고, 오른쪽에서 뽑아낸 피는 살리
는 힘이 있었다.

아스클레피오스는 히폴리투스라는 사
람에게 메두사의 피를 투여하여 살려낸
다. 그러나 메두사의 피로 돈벌이를 하다
제우스의 벼락에 맞아 죽고 말았다. 훗날
제우스는 아스클레피오스가 선행도 많이
베풀었다는 것을 알고 그를 '의술의 신'
으로 만들어 주었다. 병원에서 흔히 볼
수 있는 '뱀이 휘감긴 지팡이' 문양이 아
스클레피오스의 상징이다.[1]

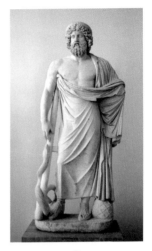

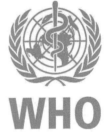

- 뱀이 휘감겨 있는 아스클레피오스의 지팡이는 의
  학의 상징으로 널리 사용되었다. 이 지팡이는 세
  계보건기구는 물론 여러 국가에서 의사협회의 상
  징으로 쓰이고 있다.

---

1) 앤드류 와일, 『자연 치유』, 김옥분 옮김(서울: 정신세계사, 1996), pp.23~24. 아스클레
피오스는 다섯 명의 딸을 두었는데, 그 가운데 하나가 치유의 여신 히게이아(Hygeia)다.
히게이아는 환자의 자연 치유력을 길러주고 돌봐주는 여신이다. 치료는 외부로부터 비
롯되는 것인 반면 치유는 내면으로부터 온다. 치유라는 말은 '온전하게 만든다'는 의미
다. 완전성과 균형성을 회복시킨다는 것이다. 히게이아 여신 숭배자들은 자연의 법칙을
발견하고, 그것을 따르는 것을 최상의 의료로 인식했다. 그들에게 건강이란 '사물의 자
연적 질서'였으며, 의학의 가장 중요한 기능은 '인간으로 하여금 건강한 육체와 그 속에
깃든 건강한 정신을 갖게 해줄 자연 법칙을 발견하고 가르치는 일'이었다.

피가 생명의 에너지를 갖고 있다는 믿음은 광란으로 표출되기도 했다. 고대 로마의 원형경기장에서는 검투사의 피를 마시는 축제가 벌어졌다. 당시 검투사들은 자기가 죽인 상대의 피를 마셨다. 상대의 힘과 용기를 자기 것으로 만들려는 주술적 행동이었다.

열광적인 관중들까지 죽은 검투사의 피를 마셨다. 일반 시민들도 돈만 주면 그 피를 마실 수 있었다. 검투사나 관중이 남은 피를 가져다 팔았기 때문이다. 당시에는 검투사의 피가 병의 치료는 물론 젊음을 돌려주는 신비한 힘을 가졌다고 믿었다.

이런 생각은 고대 그리스 철학자 엠페도클레스(Empedocles, 기원전 493~433)에 의해 구체화되었다. 그는 사람의 영혼이 혈액에 있으며, 이 혈액이 선천적인 열(innate heat)을 담당한다고 주장했다. 엠페도클레스의 가르침은 심장이 혈관 계통의 중심이자 프네우마(영기)의 주요 장기이며, 혈액이 곧 생명이라는 생각으로 이어졌다. 히포크라테스(Hippocrates, 기원전 460~377)도 나쁜 피를 뽑아 병을 치료하는 '사혈'(瀉血)에 대해 언급했다.

대지를 풍요롭게 하는 피

피를 생명의 상징으로 보는 믿음은 이후에도 빈번히 등장한다. 13세기 멕시코 아스텍인들은 태양신을 숭배했다. 이들은 태양신을 기쁘게 하기 위해 인간을 산 채로 잡아 심장을 꺼내 바쳤다. 그리고 피는 대지에 뿌렸다. 피의 생명력으로 대지를 풍요롭게 한다는 믿음 때문이었다.

이런 흔적은 가톨릭에도 일부 남아 있다. 최후의 만찬에서 예수는 제자들을 모아놓고 빵과 포도주를 들고 기도한 후 "이것은 나의 살과 피다"라고 말하며 나누어주었다. 이는 위대한 사람의 피와 살을 먹어 그 인물과 동일화되는 의식의 일종이었다.

혈액과 혈류가 건강을 결정한다

인간은 혈액이 부족하면 위험한 상황에 빠질 수 있다. 체중의 약 8%를 차지하는 혈액은 크게 보면 유지와 운반의 기능을 하고 있다. 혈액은 산소, 호르몬을 비롯한 물질과 노폐물을 운반하고, 병원체를 추적하여 죽이는 역할도 한다. 이와 함께 면역 및 체온 조절, 수분 균형 조정, 산-알칼리 균형 조정, 지혈 작용까지 한다.

철분이 전부는 아니다

피에는 정보가 가득하다. 피 한 방울에 4,000여 종의 분자가 있다는 주장이 있을 정도다. 병원에서 혈액 검사를 애용하는 이유가 바로 여기에 있다. 혈액은 액체 성분의 혈장과 고형 성분의 혈구로 구성되어 있다. 적혈구, 백혈구, 혈소판 등은 고형 성분이다. 혈액 부피의 약 55%가 액체 성분인 혈장이고, 나머지 45% 정도는 혈구다.

혈장 속에는 생명 유지에 꼭 필요한 전해질, 영양분, 비타민, 호르몬, 효소 그리고 항체 및 혈액응고인자 등이 있다. 혈장은 면역 및 지혈 작용, 체내의 각종 대사 조절에 필요한 물질을 운반하고 노폐물을 배설하는 역할을 한다.

백혈구는 세균, 바이러스, 기생충 등이 침투하면 항체를 생성해 이들을 무력화한다. 혈소판은 혈액을 응고시키는 역할을 한다. 적혈구는 그 수가 적어지면 빈혈이 되는데, 빈혈이라고 해서 무턱대고 철분 영양제를 먹으면 안 된다. 2장에서 자세히 다루겠지만, 철분의 경우 너무 적으면 빈혈증을 초래하는 반면, 너무 많으면 독성을 일으킨다. 다트머스히치콕 의학 센터의 레오자카스키 박사는 2014년 ≪뉴 사이언티스트≫에서 "철분을 너무 많이 섭취하면 조직에 철이 쌓여 말 그대로 조직을 녹슬게 할 수 있다. 온갖 임상 장애를 일으킨다는 점에서

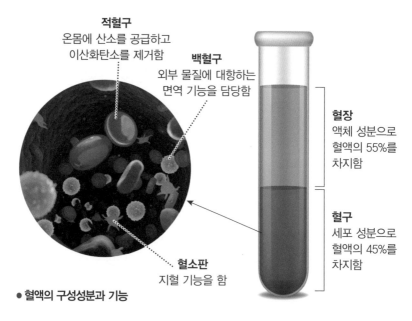

적혈구
온몸에 산소를 공급하고
이산화탄소를 제거함

백혈구
외부 물질에 대항하는
면역 기능을 담당함

혈장
액체 성분으로
혈액의 55%를
차지함

혈구
세포 성분으로
혈액의 45%를
차지함

혈소판
지혈 기능을 함

● **혈액의 구성성분과 기능**

흡연보다 훨씬 더 강력한 위험 요소다"[2]라고 밝힌다.

세포의 생명줄은 혈액

우리 몸에 혈액이 공급되지 않는다면 어떤 조직이나 세포도 생존할 수 없다. 산소, 이산화탄소, 영양소, 물, 노폐물, 호르몬의 흐름이 막히고, 뇌졸중, 심장마비, 수족 괴저, 신장 기능 정지 등의 상황이 벌어진다. 뇌사는 뇌에 피가 공급되지 않는 것을 의미한다.

혈액은 우리 몸의 항상성을 유지하는 역할을 하는데, 인체의 최전방에서 이런 역할을 하는 혈관이 바로 모세혈관이다. 모세혈관에는 산소와 영양분을 공급하고 노폐물을 배출하는 혈액이 흐른다. 혈액이 인체 곳곳을 돌아다니며 제 역할을 하려면 이 모세혈관이 막히지 않

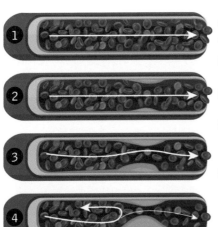

혈관과 혈류에 따라 달라지는 건강 상태

❶ **건강**: 혈관이 깨끗하고, 혈액이 원활하게 흐르는 상태

❷ **만성 피로**: 혈관이 좁아지며 흐름이 나빠진 상태

❸ **부종·냉증·어깨 결림**: 혈액에 어혈(혈전)이 생겨 흐름에 장애가 생긴 상태

❹ **요통, 오십견 등 통증**: 어혈이 늘어나고, 모세혈관이 막힌 상태

---

2) 빌 브라이슨, 『바디』, 이한음 옮김(서울: 까치, 2020), p.318.

아야 한다. 인간 생존의 첫 번째 요소가 바로 모세혈관을 통한 혈류라 할 수 있다.

혈류가 좋으면 몸에 있는 약 37조 개[3] 세포 하나하나에 산소와 영양분이 전달되어 몸이 건강해진다. 반대로 혈류가 나빠지면 신체 기능의 근간이 무너진다. 혈류를 개선한다는 것은 혈액이 제대로 기능할 수 있도록 한다는 의미다.

검사로도 문제 발견 어려워

몸이 붓거나, 무겁게 느껴지거나, 차가워지고, 또는 비만이 되거나 잔병에 쉽게 노출되는 등의 현상이 나타나면 모세혈관을 의심해야 한다. 부종이나 냉증, 어깨 결림과 같은 사소한 증상이라고 지나쳤다가는 큰코다칠 수 있다. 이러한 증상은 어느 날 갑자기 출현하는 것이 아니다. 모세혈관의 막힘이 오랜 시간 지속되면서 나타나는 결과물이다.

또한 이런 증상들은 서로 영향을 주고받으며 점점 더 심각해진다. 아랫배 냉증이 생리불순이나 생리통을 가져오고, 심하면 불임이 될 수 있다. 나아가 자궁암과 같은 심각한 질병으로 진행되기도 한다. 이런 문제들은 주로 모세혈관이 좁아지거나 막힘으로써 혈액이 세포에 제대로 전달되지 않기 때문에 발생하는 일들이다.

---

3) 사람 몸속 세포 수를 파악했던 방법은 『인체의 세포 수에 대한 평가(An Estimation of the Number of Cells in the Human Body)』란 책에 실려 있다. 이 책의 저자들은 지난 200년 동안의 과학저널과 책을 조사해, 사람 몸의 세포 수에 대한 많은 추정치를 얻을 수 있었다. 저자들은 사람 몸의 장기와 세포를 종류별로 분류하고, 종류별 세포의 총수를 추정했다. 이 모든 숫자를 더해 37.2조 개라는 추정치를 내놓았다.

모세혈관의 손상이 진행되었다고 해서 당장 위험해지는 것은 아니다. 모세혈관에 문제가 생기면 모세혈관으로부터 혈액을 전달받는 장기의 기능도 서서히 저하된다. 검진을 받아도 이상이 없다는 결과만 나온다. 모세혈관에 의한 문제는 일반적인 검사에서는 발견되지 않는 경우가 대부분이다.

'티끌 모아 태산' 같은 증상

모세혈관은 동맥이나 정맥과는 비교할 수 없을 정도로 엄청난 분포도를 자랑한다. 모세혈관이 손상을 받으면 천천히, 그러나 확실히 대사가 저하되어 간다.

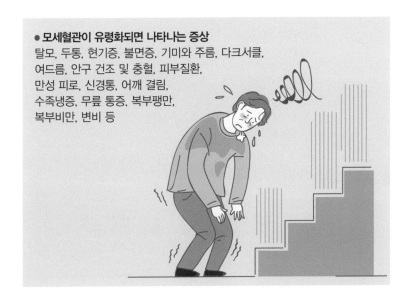

● **모세혈관이 유령화되면 나타나는 증상**
탈모, 두통, 현기증, 불면증, 기미와 주름, 다크서클,
여드름, 안구 건조 및 충혈, 피부질환,
만성 피로, 신경통, 어깨 결림,
수족냉증, 무릎 통증, 복부팽만,
복부비만, 변비 등

▶ 혈액의 역할

혈액의 역할	내용
산소와 이산화탄소 운반	적혈구의 혈색소가 폐에서 산소와 결합하여 온몸의 조직 세포에 산소를 공급하며, 조직 세포에서는 호흡의 결과 생긴 이산화탄소를 혈색소에 결합된 산소와 교체하여 폐로 운반한다.
영양분 운반	위장과 소장 · 대장에서 흡수된 탄수화물, 단백질, 지질, 비타민, 전해질 등을 혈관을 통하여 필요한 온몸의 조직 세포 혹은 장기로 운반한다.
노폐물 운반	온몸의 조직 세포에서 생성된 대사 산물인 요소, 요산, 젖산 등을 배설기관인 신장을 통해 배출한다.
호르몬 운반	몸의 각 내분비 기관에서 분비된 호르몬을 혈장에 녹여 멀리 떨어져 있는 각 기관 혹은 조직으로 운반한다.
식균 작용	백혈구의 경우 식균 작용을 통해 체내에 들어온 이물질을 제거한다.
항체 형성	외부에서 이물질이나 병원체가 체내에 침입하면 혈장에서 항체가 만들어져 우리 몸을 보호하는 작용을 한다.
혈액 응고	출혈이 일어나는 경우, 혈소판은 혈액을 응고시켜 출혈을 방지한다.
산-염기 조절	세포 내의 산-염기 평형 조절을 통해 pH를 일정하게 유지해 주는 작용을 한다.
체온 유지	전신의 순환을 통하여 조직에서 생긴 열을 흡수하며 피부 등에서 수분 증발 또는 방사로 인하여 소모된 체온을 균등하게 조절한다. 온도의 변화를 막아 체온을 일정하게 조절해 주는 작용을 한다.
전해질 및 수분 조절	혈장 내 단백질(주로 알부민)이나 염분은 혈액 중의 삼투압을 일정하게 유지하여 모세혈관과 조직 사이의 수분 출입을 조절해 준다.

교통사고 후유증 같은 것이 대표적인 모세혈관 손상으로 발생하는 문제다. 교통사고로 뇌, 척추, 관절 등이 충격을 받으면 모세혈관이 파열되어 출혈이 생긴다. 모세혈관에 누수가 생기면 체액과 혈액이 뭉쳐져 어혈을 만들고, 그것이 혈액순환 장애를 일으켜 만성적인 통증을 유발하는 것이다.

모세혈관 손상은 자각증상이 없기 때문에 사전에 알아내기란 거의 불가능하다. 그렇지만 일단 진행되면 '티끌 모아 태산' 같은 증상이 나타난다. 증상이 나타난다고 느꼈을 때는 이미 상당 부분 진행되었다고 봐야 한다.

혈관의 99%는 모세혈관이다

혈액은 '동맥→모세혈관→정맥'으로 순환한다. 산소와 영양성분을 담은 혈액은 동맥에서 모세혈관으로 흘러가고, 모세혈관에서 이를 세포에 전해준 뒤 정맥으로 흘러간다.

동맥과 정맥은 3층 구조로 벽이 두꺼운데, 이는 혈액의 속도와 압력에 견디기 위함이다. 정맥이 동맥에 비해 얇은 것은 혈액의 흐름이 느리기 때문이다. 그리고 안쪽이 주름져 있어 혈액의 역류를 방지하는 밸브 역할을 하며, 출혈 시 혈액을 저장하기도 한다.

혈액의 흐름을 좀 더 구체적으로 살펴보면, 심장에서 배출된 혈액은 '대동맥→동맥→세동맥→모세혈관'순으로 흘러가 온몸의 장기

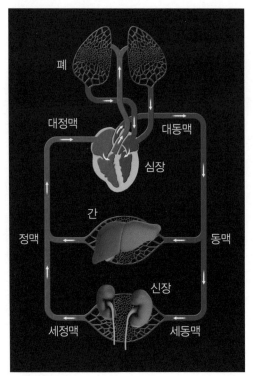

● 혈액의 순환

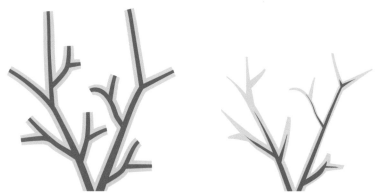

● 건강한 모세혈관(왼쪽)과 유령화된 모세혈관(오른쪽) 비교

와 세포에 전해진다. 장기와 세포에 있던 혈액은 다시 모세혈관으로 이동하여, '세정맥→정맥→대정맥→심장'순으로 돌아간다.

심장에서 시작되는 혈관은 매우 굵지만, 말단으로 갈수록 가늘어진다. 심장과 이어지는 대동맥의 지름은 25㎜ 정도인데, 팔다리로 가면 8㎜ 정도가 된다. 또 동맥이 여러 가닥으로 분기하면서 3㎜ 정도로 좁아지다 100㎛(0.1㎜)까지 이른다. 그리고 모세혈관에 다다르면 내부 직경이 5㎛(0.005㎜)까지 좁아진다. 현미경이 발달하기 전까지는 모세혈관의 존재조차 몰랐을 정도다.

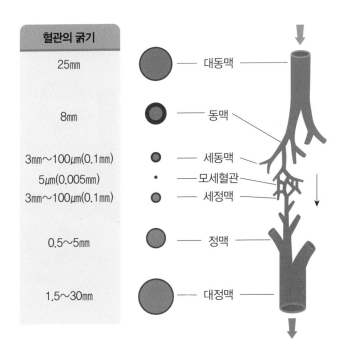

혈관의 굵기	
25mm	대동맥
8mm	동맥
3mm~100㎛(0.1mm)	세동맥
5㎛(0.005mm)	모세혈관
3mm~100㎛(0.1mm)	세정맥
0.5~5mm	정맥
1.5~30mm	대정맥

동맥과 정맥은 전체 혈관 중 1%

모세혈관을 동맥이나 정맥을 보조하는 혈관 정도로 생각한다면 오산이다. 전체 혈관 중에서 모세혈관이 차지하는 비중은 약 99%다. 동맥과 정맥은 1%에 불과하다.

모세혈관은 인체의 모든 조직에 영양을 공급하고 몸을 보호하는 생명의 관이다. 혈관을 일렬로 늘어세우면 약 10만km로 지구를 무려 두 바퀴나 돌 수 있는 길이가 된다. 모세혈관은 이름 그대로 머리카락만큼 가는 혈관을 말한다. 실제 굵기는 머리카락의 10분의 1 정도(5㎛)로, 적혈구가 간신히 통과할 수 있을 정도로 가늘다. 적혈구는 지름이 약 8㎛로 모세혈관 직경보다 크다. 그래서 적혈구는 양 끝을 구부려가며 모세혈관을 통과한다.

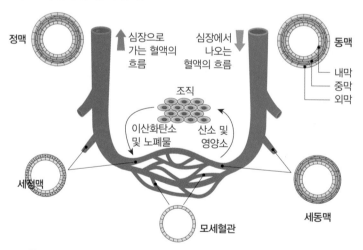

● 모세혈관은 세포 하나하나에 영양과 산소와 수분을 공급하고 노폐물과 이산화탄소, 여분의 혈액을 회수한다.

세포의 생명을 좌우하는 모세혈관

우리의 몸속에는 모세혈관이 약 190억 개나 있다. 이렇게 가느다란 혈관이 우리 몸 전체를 빈틈없이 뒤덮고 세포의 생명을 지켜내고 있다. 모세혈관은 세포로 전달되는 혈액 수송 체계의 최종 연결고리이기에 세포들과 특별한 관계를 유지한다. 그래서 인체의 모든 세포를 관리하고 있는데, 세포들은 모세혈관에서 0.03mm 반경 내에 있다.

모세혈관의 가장 중요한 기능은 물질의 교환이다. 세포 하나하나에 영양과 산소와 수분을 공급하고 노폐물과 이산화탄소, 여분의 혈액을 회수한다. 그러기 위해서는 적당한 틈새가 필요하다. 모세혈관에 있는 작은 틈으로 혈액이 조금씩 새어 나옴으로써 세포에 산소와 영양소를 전달하고, 노폐물을 거둬간다. 모세혈관보다 큰 적혈구가

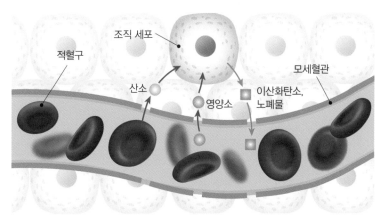

● 모세혈관은 산소와 영양분을 조직 세포에 공급하고, 조직 세포가 배출하는 노폐물을 받아 간과 신장으로 이동시킨다.

내벽을 스치면서 이동하는 과정에서 적혈구의 산소와 혈장의 영양소가 밀려 나와 전달되는 원리다.

사람은 모세혈관부터 늙어간다

모세혈관은 매우 섬세하고 연약하다. 약간의 자극에도 상처를 받고 망가져 버린다. 이런 상태로 모세혈관을 방치하면 오래지 않아 사라져 버린다.

이렇게 흔적도 없이 사라져 버리는 모세혈관을 '유령 혈관'이라 한다. 혈관은 있지만 혈액이 흐르지 않아 유령처럼 사라져 버리는 혈관이라는 뜻이다. 물론 당사자는 그런 사실을 꿈에도 생각하지 못한다. 모세혈관이 사라져 버리면 시간이 갈수록 인체의 혈액 양이 줄어든다. 신체 기관들도 피를 덜 공급받게 된다.

혈관이 노화되면 세포도 노화

모세혈관이 유령화되는 이유는 무엇일까? 모세혈관도 신진대사를 하고, 새로운 세포로 교체된다. 그런데 나이가 들어갈수록 신진대사도 저하될 수밖에 없다. 또한 혈관 내피 세포끼리 여분의 틈이 생기면 거기서 혈액이 과도하게 누출될 수 있으며, 산소와 영양소를 효율적으로 운반할 수 없게 된다. 이산화탄소나 노폐물도 덩달아 조직에 쌓이면서 모세혈관이 사라지게 되는 것이다.

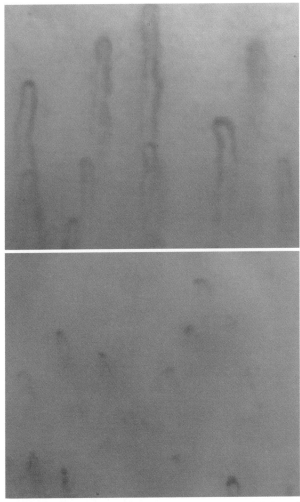

● (위) 건강한 모세혈관은 길게 뻗은 직선을 이루고 있다. (아래) 70대 노인의 모세혈관으로 혈관들이 유령화되고 있는 모습이다.

● 혈관이 유령화되면 산소를 공급받지 못한 적혈구도 생명력을 잃고 죽게 된다.

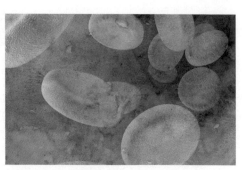

▶ **모세혈관이 유령화되면 일어나는 일**

신체 기관	내용
피부	수분과 영양분, 혈액, 산소를 공급하는 피부 모세혈관에 이상이 생기면 피부 노화가 일어난다.
뇌	뇌에 신선한 산소와 영양분을 공급하는 뇌 모세혈관이 손상되거나 노화되면 치매, 건망증, 어지럼증이 발생한다.
폐	산소를 흡입하고 이산화탄소를 배출하는 역할을 하는 모세혈관이 손상되면 숨이 차고 호흡곤란, 청색증 등이 나타난다.
신장	소변을 통해 독성 물질을 배출하는 신장의 모세혈관이 손상되면 해독 능력 저하와 요독증, 부종이 생긴다.
심장	신선한 혈액을 온몸에 공급하는 심장 근육의 모세혈관이 손상되면 심장마비가 생길 수 있다.
간	간 모세혈관의 역할은 해독 작용이므로 이 모세혈관에 문제가 생기면 해독 능력이 저하된다.
장 점막	장 점막의 모세혈관은 수분과 영양분을 흡수한다. 여기에 문제가 생기면 영양 결핍을 가져온다. 위장의 경우 더부룩함, 위장염, 위궤양 등이 발생하고 장은 변비나 치질에 걸릴 수 있다.
팔다리와 손발	혈액과 산소를 공급하는 팔다리와 손발의 모세혈관이 손상되면 수족냉증, 괴사를 불러온다.

나이를 먹을수록 혈관 조직도 점점 노화하여 퇴화된다. 즉, 혈관이 막히고 유령화되어 중요한 기능들을 제대로 수행하지 못하게 된다. 문제는 혈관의 노화가 불러오는 파장이다. 모세혈관이 노화하면 우리 몸의 모든 세포도 제 역할을 못 하고 노화한다. 모세혈관이 유령화되면 혈관에서 노폐물이 새고, 몸속에는 염증이 생긴다. 이런 상황에서는 대식세포(macrophage)의 활동력도 떨어지게 된다.

피부 노화와 색소침착

모세혈관이 유령화되어 산소와 영양분을 공급받지 못한 피부세포는 노화와 색소침착에 직면하게 된다. 기능이 떨어진 대식세포는 노폐물 회수도 버거워하고, 멜라닌 색소를 처리하는 데도 어려움을 겪는다. 처리되지 못한 멜라닌 색소는 기미가 되어 피부 표면에 나타난다. 주름도 마찬가지다. 모세혈관이 유령화되면 세포가 힘을 잃어 주름이 생길 수밖에 없다.

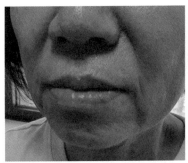 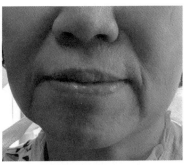

● 턱에서 유령화된 모세혈관을 살린 후 턱의 주름이 현저히 줄어들었다.

모세혈관은 영양소를 운반하는 동맥과 폐기물을 운반하는 정맥을 연결한다. 동맥의 끝에 있는 모세혈관은 혈액을 표피로 밀어 올린 후 수분, 산소, 아미노산, 미량원소, 비타민 등의 영양소를 공급한다. 이들 영양분을 공급받은 표피는 세포를 재생한다. 피부세포는 모세혈관의 작용으로 재생되는 것이다.[4]

피부 건강은 모세혈관이 결정

우리 피부는 바깥쪽부터 각질층, 과립층, 유극층, 기저층으로 되어 있고, 그 아래에 진피, 피하조직이 자리하고 있다. 새로운 세포가 만들어지는 곳은 기저층이다. 여기서 기저세포 하나하나가 분열과 생성을 반복하면서 각질층까지 28일 동안 여행을 한다. 생성된 순서대로 밀려 올라가 마지막에는 각질이 되어 떨어져 나간다. 이 사이클을 '피부의 신진대사'라고 한다.

피부가 신진대사를 할 수 있는 것은 모세혈관 때문이다. 모세혈관이 영양공급과 동시에 이산화탄소와 폐기물을 처리한다. 이 기능이 제대로 작동해야만 건강하고 튼튼한 세포가 생겨나고, 피부의 아름다움이 유지되는 것이다.

피부세포가 새롭게 태어나는 이 사이클도 나이가 들면서 속도가 늦어진다. 또한 모세혈관이 막히거나 유령화되면 영양과 산소와 수분을 제대로 전달하지 못하며, 노폐물도 제거할 수 없다. 피부 속에 쓰레기가 쌓여 버리는 것이다. 이렇게 되면 피부세포의 재생이 진행되지 못

---

4) 옐 아들러, 『매력적인 피부여행』, 배명자 옮김(서울: 와이즈베리, 2017), p.70.

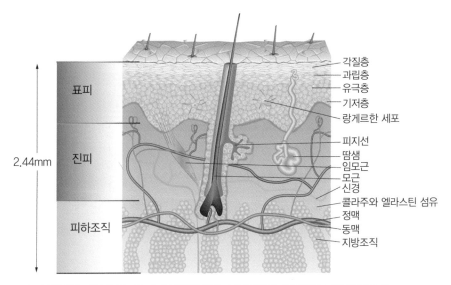

표피

진피

피하조직

2.44mm

각질층
과립층
유극층
기저층
랑게르한 세포
피지선
땀샘
입모근
모근
신경
콜라주와 엘라스틴 섬유
정맥
동맥
지방조직

● 모세혈관은 피부의 진피층까지 펼쳐져 있다. 모세혈관이 생생하게 살아 있어야 피
부의 신진대사가 활발해지고 아름다움을 유지할 수 있다.

하며, 묵은 각질도 떨어져 나오지 못한다. 그 결과 피부는 나무껍질처
럼 뻣뻣해지면서 거무죽죽하게 변한다.

피부 수분공급의 주체

표피에는 모세혈관이 없다. 만약 모세혈관이 표피까지 이어져 있다면
표피에서는 끊임없이 새로운 세포가 태어날 것이다. 이렇게 되면 피
부는 한없이 두꺼워지고, 죽은 각질세포들이 형성하는 피부장벽 기능
도 없어질 것이다.

모세혈관이 진출한 곳은 진피의 가장 윗부분에 있는 유두층이다.
여기서는 동맥의 모세혈관과 정맥의 모세혈관이 붙어 있는데, 동맥의

모세혈관을 지나온 혈액이 여기서 피부에 필요한 영양분과 산소를 전달한 후 다시 정맥의 모세혈관 속으로 흘러들어 가는 시스템이다.

피부에 물을 직접 공급하는 것은 모세혈관이다. 모세혈관이 외부의 산소와 혈관 속의 이산화탄소를 활발하게 교환해야 피부가 촉촉해진다.[5] 피부에 수분을 공급한다고 수분을 뿌려주는 것은 아무런 도움이 되지 않는다. 또한 레이저나 필링, 과다한 폼클렌징 사용 등으로 모세혈관이 상처를 받으면 피부호흡에 장애가 생기고, 나아가 피부는 건조해지고 민감해진다.

▶ 모세혈관이 유령화되는 과정과 피부에 미치는 영향

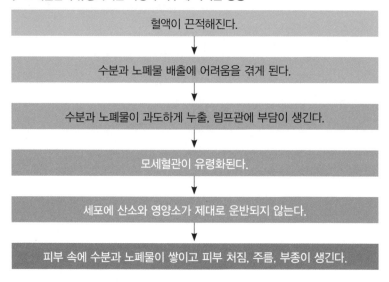

혈액이 끈적해진다.

수분과 노폐물 배출에 어려움을 겪게 된다.

수분과 노폐물이 과도하게 누출, 림프관에 부담이 생긴다.

모세혈관이 유령화된다.

세포에 산소와 영양소가 제대로 운반되지 않는다.

피부 속에 수분과 노폐물이 쌓이고 피부 처짐, 주름, 부종이 생긴다.

---

5) 김효진 외, 『여자들은 피부를 모른다』(서울: 경향신문사, 2005), p.30.

염증은 면역작용의 결과물이다

발열과 진물 등 염증은 궁극적으로는 독소를 제거하거나 몸 밖으로 배출하려는 몸의 반응이다. 염증은 우리 몸이 치유를 촉진하기 위해 사용하는 메커니즘인 셈이다. 보통 염증 부위의 혈관이 팽창하는데, 이는 상처 부위로 피(백혈구)를 더 많이 보내기 위해서다. 염증 부위에 백혈구가 도달하면 부풀고 통증이 생긴다. 백혈구가 분비하는 사이토카인(cytokine)이라는 공격용 화학물질 때문이다. 염증이 일어났다는 것은 혈액이 그만큼 더러워졌다는 것을 의미한다. 통증은 감염 때문이 아니라 몸이 자신을 보호하는 과정에서 생기는 증상이다.

염증이 피부 노화 촉진

염증 반응은 면역작용의 결과물이다. 가려움증, 발열, 부종 등의 염증은 우리 몸의 면역체계가 자기 임무를 수행하고 있다는 것을 의미한다. 『의사의 반란』을 쓴 현직 의사 신우섭은 "염증이란 노폐물을 제거하고 정상적인 조직을 재생하기 위해 혈류를 증가시키려는 노력이라 할 수 있다. 이때 생기는 불편한 증상이 통증을 동반한 염증 반응이다"[6]라고 강조한다.

---

6) 신우섭, 『의사의 반란』(서울: 에디터, 2013), p.33. 면역계는 몸에 침투한 침입자에 대응하는 최초의 대응 체계다. 우리 몸은 외부에서 이물질이 침입하면 자신을 보호하기 위해 이물질을 제거하고 신체를 보호하기 위한 반응을 보이는데, 이것을 면역 반응이라고 한다.

면역계는 마치 경비견 같은 역할을 한다. 즉, 우리 몸을 위협하는 모든 요소를 차단한다. 몸의 최전선에서 침입자를 막는 장벽 역할을 하는 것이 피부다. 그리고 입, 코, 기도 등 몸의 모든 곳은 외부 침입자들을 쫓아낸다.

하지만 이런 방어벽을 뚫고 유입되는 물질들도 있다. 이런 경우 우리 몸은 유입된 독소를 배출하기 위해 최선을 다하게 된다. 항문을 통해 배설하고, 코를 통해 배출해도 유입량을 감당하지 못하면 피부를 통해 배출을 시도한다. 가려움증을 통해 피부 보호막을 제거하게 만들고, 진물을 흘려보내게 된다. 이것이 피부에 나타나는 염증이다. 피부에 염증이 생기면 피부가 거칠어지기 시작한다. 염증이 지속되면 기미와 주름이 짙어진다. 피부세포와 모세혈관에 쌓인 노폐물은 피부처짐이나 잡티를 발생시킨다.

두피에 염증이 생기면 탈모가 진행된다. 모발은 모근부(hair root)와 모간부(hair shaft)로 나뉘는데, 두피 안쪽을 모근부라고 한다. 건강한 모간은 모근이 건강할 때 가능하다. 모근은 모세혈관의 상태에 좌우된다. 모근에 영양을 주는 것이 모세혈관이기 때문이다. 모세혈관이 모간 성장에 필요한 영양과 산소를 모근에 계속 공급해 주면 모발은 건강하게 자라난다. 그런데 모세혈관이 유령화되거나 누출이 생기면 염증이 발생한다. 그렇게 되면 모근은 충분한 영양이나 산소를 얻을 수 없게 되고, 이는 탈모로 이어진다.

샴푸만 버려도 탈모 걱정 'NO'

모근의 모세혈관을 손상하고 두피에 염증을 일으키는 주범은 샴푸다. 샴푸가 탈모의 원인이라는 것은 이제 비밀도 아니다. 샴푸의 합성 계면활성제에 의해 두피와 모근, 모낭이 치명적인 손상을 입기 때문이다. 피부에 비해 구멍이 더 큰 두피의 모공은 계면활성제가 더욱 쉽게 침투할 수 있다. 우리 몸에서 화학성분을 가장 많이 흡수하는 곳이 두피라고 알려져 있다.

합성 계면활성제는 단백질을 변성시킨다. 그래서 샴푸에 의해 두피 단백질이 손상을 입으면 모근도 자연스럽게 약해지고, 머리카락은

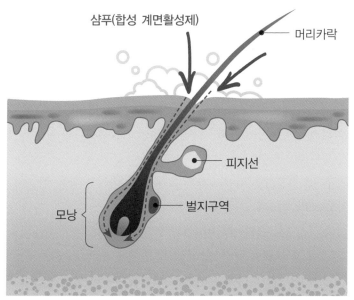

● 합성 계면활성제(설페이트)는 모발과 두피의 틈으로 침투해 모낭을 파괴한다.

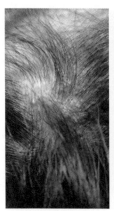 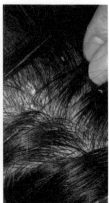 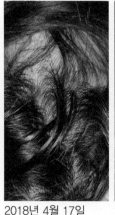 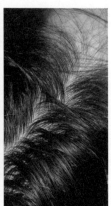

2018년 4월 15일
염증으로 두피에서 진물
이 흐르고 있다.

2018년 4월 16일
미스트를 뿌리자 염증
부위에서 노란 딱지가
앉기 시작한다.

2018년 4월 17일
헤어 비누와 미스트를
사용하여 염증과 딱지
가 사라져 가고 있다.

2018년 4월 18일
진물과 비듬이 없어지
고 머리 냄새가 느껴지
지 않는다.

가늘어지기 시작하면서 급속한 탈모로 이어진다. 두피에 비듬이 많아
지고 건조하며 가렵거나, 뾰루지가 자주 생기거나, 머리를 감을 때마
다 머리카락이 뭉텅이로 빠지거나, 모발이 가늘어졌다면 샴푸 사용을
당장 중단해야 한다.

 샴푸 등 세정제를 사용하지 않고 물로만 머리를 감는 이른바 '노
푸'(no poo)는 할리우드 배우 제시카 심슨과 기네스 펠트로, 아델 등이
실천하는 것으로 널리 알려져 있다. '노푸'를 실천하는 사람들은 물로
만 세정한 후 두피가 더욱 건강해졌다고 입을 모은다. 두피 보호, 환
경 보호, 비용 절감이라는 세 마리의 토끼를 동시에 잡는 방법이 바로
'노푸'다. '노푸'가 힘들다면 비누로 감으면 된다. 비누로 감으면 여러

모로 불편할 수 있다. 이때는 헹굼 물에 식초 몇 방울을 떨어뜨리면 도움이 된다.

염증을 줄이면 혈관이 살아난다

염증은 정상적인 상황에서는 며칠 내로 사라진다. 하지만 염증이 만성화되면 상황은 달라진다. 만성적인 염증은 심장질환, 암, 당뇨, 치매와 같은 다양한 질환으로 진행될 수 있다. 예를 들어 혈관에 염증이 생기면 출혈을 멈추기 위해 혈전이 생성된다. 혈관 내벽에 주로 생성되는 혈전은 손상 부위마다 침착된다. 이것은 우리 몸이 스스로를 치료하기 위해 벌이는 생존 기전이다.

그렇지만 염증이 지속되면 더 많은 활성산소가 발생한다. 산소 가운데 약 2%가 반응성이 높은 활성산소로 변질된다. 활성산소는 산소보다 훨씬 강한 산화력을 가지고 있다. 활성산소에 가장 많은 영향을 받는 곳이 혈관이다.

활성산소가 대량으로 생성되면 본래 간으로 운반됐어야 할 지방이나 콜라겐 등이 활성산소에 의해 변질되어 혈관 내벽에 달라붙는다. 그렇게 되면 혈관 내벽에 플라크(plaque)가 쌓이기 시작한다. 활성산소가 동맥경화를 촉진하는 것이다. 또한 모세혈관은 매우 여리다. 염증이 지속되면 활성산소에 의해 모세혈관이 상처를 받기 쉬워지고, 그러면서도 혈전이 많아지는 악순환에 빠지게 된다.

뇌경색이 84%

뇌졸중은 세 종류가 있다. 뇌의 혈관이 막히는 '뇌경색', 뇌의 혈관이 찢어져 출혈을 일으키는 '뇌출혈', 뇌 표면의 혈관에 생긴 혹이 터져 지주막이라는 수막 아래에서 출혈이 발생하는 '지주막하 출혈'이 그 것이다. 흥미로운 것은 뇌졸중의 대부분이 뇌출혈이 아니라 뇌경색이 라는 점이다. 한 조사에 따르면, 뇌졸중을 일으킨 사람 가운데 뇌경색 이 84%, 뇌출혈이 13%, 지주막하 출혈이 3%였다.[7]

뇌경색이 일어나는 과정을 정리해 보면 다음과 같다. 혈관에 염증 이 생기면 상처 부위에 혈액이 응고한다. 혈액이 응고하면 혈전이 되 고, 혈액의 흐름을 방해받는 혈관은 상처에 더 많이 노출된다. 이런 상황이 되면 혈전이 점점 커져 혈관을 막아 버린다. 뇌의 혈관이 막히 면 뇌경색이 된다.

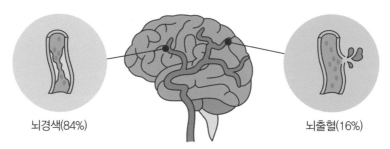

뇌경색(84%)　　　　　　　　　　　　　　　뇌출혈(16%)

● 뇌졸중 하면 대부분 뇌출혈을 생각하지만, 사실은 뇌의 혈관이 막히는 뇌경색이 84%에 달한다.

---

7) 마쓰모토 미쓰마사, 『고혈압은 병이 아니다』, 서승철 옮김(서울: 에디터, 2015), p.67.

혈관이 막혀 혈액이 공급되지 않으면, 뇌는 산소부족 상태에 빠지게 된다. 이런 상태가 3~4분만 지속되면 뇌세포는 괴사하기 시작하고, 한 번 죽은 뇌세포는 복원되지 않는다. 뇌경색으로부터 목숨을 건졌다 해도 팔다리 마비나 언어 장애 등의 후유증을 남기는 경우가 많은 것도 이 때문이다.

혈액의 점도가 높거나, 노폐물 또는 지방이 혈관에 들러붙어도 비슷한 상황이 벌어진다. 혈관 벽이 두꺼워져 혈액이 지나는 길이 좁아지기 때문이다. 동맥경화, 뇌경색 등의 원인은 혈관 염증이 많아진 탓이다. 나이가 들수록 혈관이 약해지고 동맥경화의 위험이 높아지는 이유가 바로 염증에 있다.

▶ 모세혈관이 유령화되는 과정

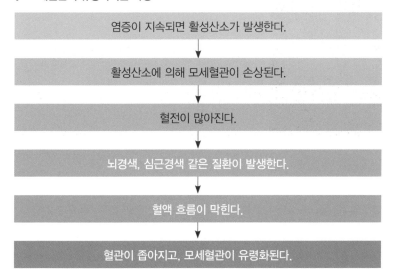

염증이 지속되면 활성산소가 발생한다.

활성산소에 의해 모세혈관이 손상된다.

혈전이 많아진다.

뇌경색, 심근경색 같은 질환이 발생한다.

혈액 흐름이 막힌다.

혈관이 좁아지고, 모세혈관이 유령화된다.

따라서 혈관 건강을 위해서는 염증의 수치를 낮추는 것이 가장 중요하다. 몸속의 염증 수치를 낮출 수 있다면 혈전의 생성은 줄어들 것이고, 혈관도 자연스럽게 살아날 것이다.

루이보스차(茶)

염증 수치를 낮추는 데 도움이 되는 성분이 폴리페놀[8]이다. 폴리페놀은 식물 내에 존재하는 여러 페놀 화합물의 총칭이며, 항산화와 항염증, 항암 효과가 있다. 폴리페놀 성분을 갖고 있는 다양한 식물 가운데 소개하고 싶은 것은 루이보스차와 해죽순, 양파다.

루이보스차에는 혈관계의 염증을 진정시키고 혈관 확장제로 알려

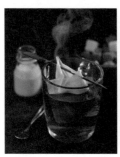 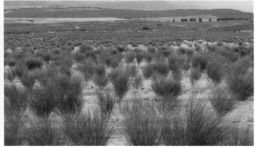

● 땅속 깊이 뿌리를 내리는 루이보스는 미네랄이 풍부하여 모세혈관을 건강하게 유지하는 데 도움이 된다.

---

8) 폴리페놀이란 녹색식물이 광합성 작용을 할 때 생성된 당분의 일부가 변화한 2차 대사산물로, 식물계에 8,000여 개의 구조를 가진 성분으로 존재하며 페놀 복합체를 일컫기도 한다. 사탕수수, 기장, 보리, 건콩, 땅콩, 과일, 채소, 차류에 풍부하며 대체로 색이 짙고 쓴맛과 떫은맛을 지니고 있다.

진 화합물인 아스파라신(aspalathin)이 들어 있다. 땅속 깊이 뿌리를 내리는 루이보스의 잎에는 마그네슘, 칼슘, 나트륨, 칼륨, 아연 등의 미네랄이 있다. 루이보스차에는 활성산소를 무력화하는 성분이 있으며, 모세혈관 건강에 도움이 되는 'TIE2'[9]를 활성화하는 작용도 한다.

루이보스차의 효능을 제대로 얻기 위해서는 끓이는 것이 중요하다. 루이보스는 단단한 침엽수 잎이기 때문에 끓이지 않으면 영양소를 추출할 수 없다. 티백을 이용한다면 2개의 루이보스 티백을 1.5L 정도의 물에 넣고 15분 정도 우려낸다. 그리고 완전히 식을 때까지 놔뒀다가 티백을 꺼내는 것이 좋다. 20분 이상 끓이면 떫은맛이 나고 맛이 없어진다.

해죽순

루이보스차와 함께 활용할 수 있는 것이 해죽순[10]이다. 해죽순은 카테킨 종류의 폴리페놀이 매우 풍부한데, 100g당 블루베리의 33배, 인삼의 63

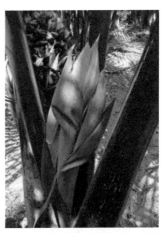

● 해죽순은 인삼, 생마늘 등 어떤 식품보다 폴리페놀이 풍부하다.

---

9) 'TIE2' 수용체는 혈관 내피세포 표면에 주로 존재하며 혈관의 분화와 성장, 안정화를 조절하는 수용체 단백질이다.
10) 미얀마 청정해역 갯벌에서 자라는 일종의 야자수로 '니파팜'의 어린 꽃대를 말한다. 순의 모양과 맛이 우리나라의 죽순을 닮아 바다에서 나는 죽순이라는 뜻으로 해죽순이라 부른다.

배, 생마늘의 225배로 어떤 식품보다 폴리페놀이 풍부한 항염식품이다. 먹는 방법도 단순하다. 해죽순 약 2g(5조각)을 2L 정도의 물에 넣고 강한 불로 10분 정도 끓인 후, 약불로 20분 정도 더 끓이면 된다.

양파

양파는 혈관 내피세포의 산화로 인한 손상을 방지하고 혈관을 부드럽게 이완하여 혈압을 내리는 효과가 있다고 알려져 있다. 양파의 케르세틴은 혈관 벽의 손상을 막고, 혈관을 확장시키며, 혈압 수치도 낮춰준다. 또한 양파는 혈소판이 엉키는 것을 방지하고 혈관 내의 섬유소 용해 작용을 도와주기 때문에 혈전, 뇌졸중 위험을 감소시키는 데도 효과가 있다.

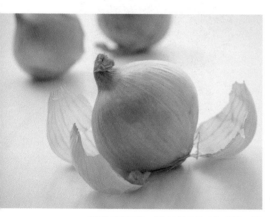

● 양파 껍질에는 활성산소를 제거하는 플라보노이드가 알맹이보다 30~40배가량 많으며, 이는 혈소판이 엉키는 것을 방지해 준다.

양파는 알맹이보다 껍질의 효능이 더 크다. 껍질에는 활성산소를 제거하는 플라보노이드가 알맹이보다 30~40배가량 많다. 플라보노이드는 세포 노화를 막아 뇌 질환 예방에 도움이 되며, 혈관 내 염증 반응을 줄이는 데도 효과적이다. 양파 껍질을 보리차처럼 끓여서 마시면 된다. 물에 끓여도 영양소가 파괴되지 않는다. 양파 껍질과 해죽순을 같이 넣고 끓여도 좋다.

▶ 폴리페놀의 종류와 함유 식품, 효능

식품	폴리페놀	효능
적포도주, 가지, 블루베리	안토시아닌	간 기능과 기억력 향상을 돕고, 특히 심장병 예방에 좋다.
대두, 대두 제품	이소플라본	여성 호르몬의 균형을 조절한다.
코코아, 초콜릿	카카오마스	피로 회복, 스트레스 억제 효과가 있다.
메밀국수, 옥수수	루틴	모세혈관을 강화하고 혈압을 낮추며 기억력을 향상시킨다.
녹차 등 차류	카테킨	살균과 비만 예방에 효과적이다.
양파·사과 껍질	케르세틴	관상동맥 경화 예방 효과가 뛰어나다.

피부 노화는 모세혈관이 결정한다

피부를 보면 혈액 상태를 알 수 있다. 혈액이 오염되면 잡티나 변색, 피부 건조, 번들거림, 주름, 기미 등이 나타난다. 중노년기에 흔히 생기는 검버섯도 혈액 오염의 결과물이다. 검버섯에 대해 대부분의 사람들이 햇빛 노출에 의한 노화 현상이라고 생각하는 경향이 있다. 하지만 이것은 잘못된 생각이다. 검버섯을 영어로는 'liver spot'이라고 한다. 간 때문에 생기는 반점이라는 뜻이다. 검버섯은 간이나 신장에 어혈이 많이 생겨 모세혈관이 유령화되면 나타난다. 간과 연결된 모

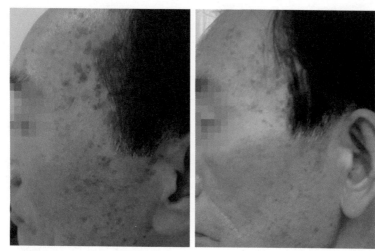

● 검버섯은 내부 장기(간, 신장 등)를 건강하게 만들어도 좋아질 수 있고, 피부의 모세혈관을 재생해도 좋아질 수 있다. 사진은 자미원 화장품을 통해 개선된 사례다.

세혈관에 어혈이 많이 형성되어 혈관이 유령화되면, 담즙이 혈액 속으로 들어가고, 이것이 특정 부위의 피부 결합 조직에 축적된다.

　오염된 담즙은 시간이 지나면 피부의 표피층으로 나간다. 그렇게 되면 우리 몸에서는 피부세포 손상을 방지하기 위해 멜라닌 색소가 몰려들어 독성 물질과 뒤섞이게 되고, 그것이 검은 반점을 만드는 것이다.

다크서클은 모세혈관의 유령화 상태

다크서클도 모세혈관의 유령화와 깊은 관계가 있다. 좀 더 세부적으로 보면 간과 신장의 모세혈관에 어혈이 많아지면서 다크서클이 생긴다고 할 수 있다. 간과 신장은 심장을 포함한 모든 순환 기관에 영향을 미친다. 특히 간은 1분에 1L 이상의 혈액을 걸러낸다. 소화기관과 비장(지라)과 췌장으로부터 간문맥을 통해 들어온 정맥 혈액을 깨끗하게 해독해 준다.

그런데 간과 연결된 모세혈관이 유령화되면 내부로 공급되는 혈액이 급격히 감소한다. 그러면 간세포가 약해져 혈액을 해독하는 기능이 약화된다. 시간이 지날수록 점점 더 많은 독소가 간, 신장, 혈액 속에 남게 된다.

간과 신장이 혈액 속의 노폐물을 충분히 걸러내지 못하면 그 스스로도 어혈로 막히고, 혈액은 검게 변한다. 그렇게 되면 혈액의 색이 비교적 피부가 얇은 눈 밑에 비치게 되는데, 그것이 다크서클이다. 한의학에서도 다크서클은 피의 흐름이 막힌 상태가 만들어낸 결과로 본다. 다크서클이 생겼을 때는 온몸의 혈액 및 신장의 상태가 좋지 않다는 것임을 인식해야 한다.

모세혈관과 노화

"인간은 혈관(동맥)과 함께 늙는다"(A man is as old as his arteries)는 말이 있다. 19세기 세계적인 의학자 윌리엄 오슬러 박사가 남긴 말이다. 오슬러 박사는 순환기 질병이나 동맥경화의 위험이 노화와 함께 높아진다는 것을 알아내고 '노화=동맥의 노화'라고 정의했다.

하지만 오슬러 박사는 모세혈관의 존재와 그 역할에 대해서는 알지 못했다. 현대에는 모세혈관의 구조뿐 아니라 그 섬세한 작용에 대해서도 이해가 가능하다. 최근에는 모세혈관이 면역과 노화에 깊이 관련되어 있다는 것도 밝혀졌다.

오슬러 박사의 정의를 조금 더 발전시킨다면 "인간은 모세혈관과 함께 늙는다"고 할 수 있다. 모세혈관이 노화하면, 몸 전체의 신진대사와 회복 기능도 떨어지게 된다. 그렇게 되면 우리 몸의 모든 세포가 노화한다. 세포가 노화하면 전신이 노화한다.

이런 논리를 거꾸로 적용하면, 모세혈관을 부활시키면 노화를 막을 수 있다는 의미가 된다. 그렇다면 모세혈관은 어떤 역할을 하는지에 대해 살펴볼 필요가 있다. 특히 피부 노화에서 모세혈관은 어떤 역할을 할까?

나이가 들어갈수록 피부의 혈관도 줄어든다. 피부 대사를 관장하는 혈관은 표피에는 없으며, 진피에 있다. 진피에서는 정맥과 동맥, 모세혈관이 엄청나게 복잡한 그물망을 형성하여 피부에 산소와 영양분을 공급하고 있다. 표피에 필요한 영양분도 진피에서 공급된다. 그런데 나이가 들면서 피부의 혈관도 변화한다. 노화된 피부에서는 혈관의 크기와 수가 감소한다. 서울대 정진호 교수팀의 연구 결과, 20대는 혈관의 크기가 평균 750μm^2 정도이나, 70~80대의 자연적으로 노화된 피부에서는 평균 500μm^2 정도로 약 33% 혈관의 크기가 줄어들고, 피부로 공급되는 혈액도 30% 정도 줄어드는 것으로 나타났다.[11]

노인 피부의 상처 치유가 늦어지는 것도 혈관의 감소 때문이다. 혈관 수와 크기가 감소되어 피부로의 혈액 공급이 줄어들게 되고, 이로

11) 정진호, 『늙지 않는 피부 젊어지는 피부』(서울: 하누리, 2009), p.87.

인해 영양공급이 감소하여 상처 치유가 늦어지는 것이다. 주름이나 색소침착도 같은 이유로 나타나는 현상이다.

▶ 모세혈관의 노화가 미치는 영향

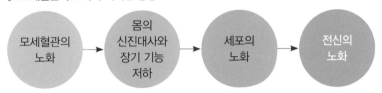

콜라겐 엘라스틴 생성 차질

피부의 주름과 색소 등 피부 건강을 좌우하는 것은 혈관(혈액)이다. 인체 내의 모든 조직에 생명을 부여하는 것은 혈액이다. 혈액은 수분뿐 아니라 산소, 영양소, 호르몬, 항체 등을 운반하고, 노폐물과 이산화탄소 등을 제거하는 등의 기능을 수행한다. 또한 조직과 기관에 산소와 영양소를 공급함으로 조직 대사를 유지하고, 체온 조절, 항체와 혈소판 등의 혈액성분 공급을 통해 면역기능을 수행한다.

피부 건강을 직접적으로 좌우하는 혈관의 길이는 약 17.7km에 이른다. 이 혈관을 통해 진피 위에서 증식하는 표피 세포와 진피 내부에 존재하는 수많은 특수 구조물에까지 영양소가 전달된다. 인체 장기를 축소해 놓은 것 같은 땀샘과 피지선, 모낭 등의 구조물이 그것이다.[12]

건강한 모세혈관의 내피세포는 1,000일을 주기로 교체된다. 그러

---

12) 몬티 라이먼, 『피부는 인생이다』, 제효영 옮김(서울: 브론스테인, 2020), p.51.

나 40대 이후 죽어가는 세포가 늘고, 60~70대에는 표피까지 도달하는 모세혈관 수가 40% 정도 감소한다고 한다. 그 이유로는 혈관의 유령화와 혈액순환 저하를 꼽을 수 있다.

산소와 영양소는 혈액을 타고 온몸을 순환하며 세포의 건강을 책임진다. 그런데 혈관이 유령화되거나, 혈액의 점도가 높아져 혈액순환이 나빠지면, 영양소와 산소는 체내 구석구석에 도달하지 못한다. 그렇게 되면 혈액이 탁해지고, 혈액과 림프액의 흐름에 장애가 생긴다.

이런 상황이 벌어지면 인체의 신진대사 기능이 저하된다. 신진대사는 새로운 세포가 태어나고, 오래된 세포가 배출되는 순환 과정이다. 피부세포가 교체되거나 머리카락이 자라는 것도 신진대사라 할 수 있다.

나이가 들수록 이러한 대사의 속도가 느려지는데, 그 근본적인 원인이 혈액 오염과 모세혈관의 유령화에 있다. 혈관이 유령화되면 신진대사가 느려지고, 체세포·피부·머리카락이 재생되는 속도도 느려진다.

피부의 진피에는 콜라겐, 엘라스틴과 같은 단백질과 피부의 수분을 유지하는 히알루론산을 만들어내는 섬유아세포가 있다. 모세혈관이 유령화되면 섬유아세포에 산소와 영양을 전달하는 데 문제가 생긴다.

피부 탄력의 근원이 되는 콜라겐은 2~6년에 걸쳐 신진대사가 이루어지는데, 콜라겐이 생성되려면 혈액을 통해 산소와 영양소가 공급되어야 한다. 그것이 막히면 콜라겐도 점점 쇠약해질 수밖에 없고, 신진대사의 힘도 약해진다.

콜라겐은 피부의 최대 75%를 구성하는 단백질로 피부에 탄력을 선사한다. 나이가 들어 혈관이 막히면 콜라겐 양이 줄어들기 시작한다. 피부 형태를 지탱하는 요소가 사라지면서 주름이 생기고 피부도 늘어진다.

최근 피부에 바르는 콜라겐 화장품이 인기지만, 효과는 미지수다. 콜라겐 화장품이 피부 속으로 들어오기에는 분자가 너무 크다. 효과를 봤다는 경험담도 많지만, 그 모든 효과는 콜라겐 자체가 아니라 유분과 수분이 일으키는 변화일 가능성이 높다. 그렇다면 먹는 콜라겐은 어떨까? 몇 년 전부터는 가수분해 콜라겐이 함유된 수많은 식이 보충제도 등장했다. 그러나 식이 콜라겐이 강력한 위산을 견딜 수 있다고 믿는 사람은 없고, 그 주장을 입증할 수 있는 증거도 확보되지

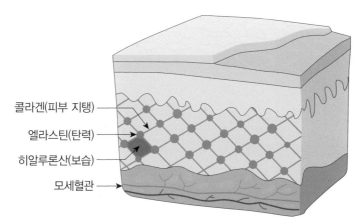

콜라겐(피부 지탱)
엘라스틴(탄력)
히알루론산(보습)
모세혈관

● 혈액이 원활하게 공급되지 않으면 엘라스틴과 콜라겐도 감소하고, 피부의 상태는 악화된다.

않았다.

엘라스틴도 마찬가지다. 혈액이 원활하게 공급되지 않으면 엘라스틴 형성에도 차질이 생긴다. 엘라스틴 역시 섬유아세포가 만든다. 모세혈관이 유령화되면 섬유아세포에 혈액 공급이 안 되고, 그로 인해 콜라겐과 엘라스틴에도 산소와 영양소가 전달되지 않는다. 그렇게 되면 이들은 점점 감소하고, 피부는 아래로 처지게 된다.

주름·피부 처짐도 모세혈관 노화가 원인

피부의 처짐에는 수분과 노폐물의 역할도 적지 않다. 모세혈관이 유령화되면 수분과 노폐물을 배출하는 데 어려움을 겪게 된다. 건강한 모세혈관은 노폐물의 양이 많을 경우, 일부를 림프관으로 보낸다. 그러면 정맥에서 동맥, 신장을 거쳐 몸 밖으로 배출한다.

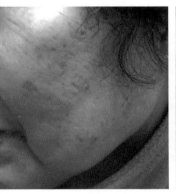 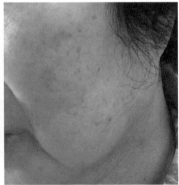 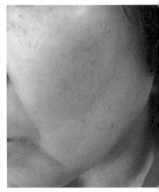

● '미네랄 이온'(자미원 화장품)을 통해 모세혈관을 재생하자 피부도 살아나고 있다 (한 달 간격으로 촬영).

하지만 모세혈관이 유령화되면 수분과 노폐물이 누출돼 림프관에도 부담이 생긴다. 그러면 피부 속에는 수분과 노폐물이 쌓이게 되고, 나아가 피부 처짐과 부종이 생기게 된다.

주름이 생기는 또 다른 원인은 건조함이다. 피부가 건조하고 유수분이 부족하면 각질이 두껍고 단단해지면서 잔주름이 생긴다. 그렇기 때문에 피부를 촉촉하게 유지하는 것이 피부 노화 예방에 매우 중요하다. 그렇다고 물을 과하게 마실 필요는 없다. 피부에 수분을 공급하는 것은 혈액이다. 모세혈관이 유령화되면 혈액이 흐를 수 없기 때문에 결과적으로 피부에까지 수분이 공급될 수 없어 주름이 늘어날 수밖에 없다.

피부질환은 혈액 오염의 증거다

"병이란 내부의 반응이 밖으로 드러나는 것이어서, 피부의 증상으로도 병의 예후를 알 수 있다."

전설적인 명의 편작(扁鵲)은 병을 진단하고 치료하는 중요한 단서가 피부에 있다고 판단했다. 『동의보감』도 "피부의 염증은 혈액이 엉켜 정체된 것이 원인이다. 따라서 정체된 혈액을 풀어주면 병은 저절로 치유된다"고 했다. "만병은 하나의 원인, 곧 피의 오염에서 생긴다"는 허준의 인식은 핵심을 찌르는 것이다.

오염된 혈액을 어혈(瘀血)이라 한다. 어혈이 많은 사람은 어깨 결림,

두통, 어지러움, 귀울음, 가슴 두근거림, 숨 가쁨, 신경통 등이 있다. 여성의 경우에는 생리불순, 생리통 등을 겪게 된다. 어혈이 많은 사람에게 뇌혈관계, 심혈관계 질환은 항시 조심해야 할 질환이다. 돌연사의 70~80%가 뇌졸중과 심근경색 때문이고, 이들 대부분이 사망 전에 어깨 결림, 두통, 현기증, 귀울음, 숨 가쁨, 붉은 얼굴, 만성피로 등어혈에서 오는 증상을 호소했던 것으로 나타났다.[13]

　어깨 결림, 두통, 어지러움 등 어혈의 증상들은 우리 몸이 스스로 치유하려 한 결과물이다. 우리 몸은 혈액이 오염되는 것을 막기 위해 여러 정혈반응(精血反應)을 한다. 대표적인 것이 구토와 설사다. 독성을 가진 물질이 들어오면 우리 몸은 위액을 대량으로 분비하여 혈액

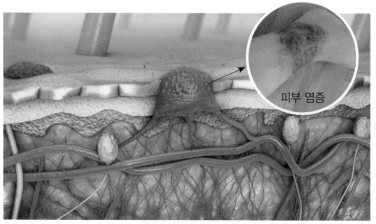

피부 염증

● 피부에 나타나는 염증은 오염물질을 피부 밖으로 배출하려는 우리 몸의 자기 방어 작용이다.

---

13) 이시하라 유우미, 『암은 혈액으로 치료한다』, 김희웅 옮김(서울: 양문, 2003), p.33.

으로 흡수되기 전에 구토를 일으킨다. 이미 들어왔다면 장액이나 췌액을 대량으로 분비하여 설사를 유발한다.

푸딩처럼 굳은 피

피부질환과 염증도 정혈반응이다. 혈액 속에 노폐물이 쌓이면 온몸의 장기세포에 병이 생긴다. 우리 몸은 이를 막기 위해 노폐물을 몸 밖으로 배설하는데, 이것이 피부질환이다. 혈액이 흐르지 않고 정체되면 염증이 일어나는 것이다.

즉, 체내 독소 수치가 높아지면 혈액이 엉켜 흐름이 막히게 된다. 이때 우리 몸은 독소를 배출하는데, 그것이 바로 피부질환이다. 실제로 피부질환 환부에서 사혈을 하면 젤리 같은 핏덩어리가 나오는데, 이를 어혈이라 한다.

어혈은 죽은 피다. 어혈은 혈전을 포함하여, 중금속이나 스테로이드, 합성 계면활성제 등의 독소, 트랜스 지방, 적혈구나 미생물의 사

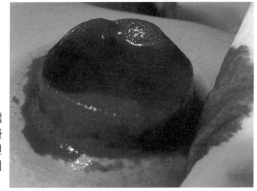

● 어혈은 혈액이 공기와 접촉하여 굳어지는 것이 아니라, 혈액 속에 젤라틴처럼 굳어져 있던 것들이 나오는 것이다.

체가 혈액과 뒤엉켜 있는 덩어리다. 교통사고 등의 충격을 받아 모세혈관이 파열되어도 혈액순환이 정체되면서 서로 엉겨 붙어 마치 푸딩처럼 된다.

생혈(生血)도 공기에 노출되면 굳는다고 말하기도 한다. 하지만 어혈과 생혈은 분명히 구분된다. 생혈도 응고가 되지만 어혈과는 다르다. 생혈은 온도가 내려가야 응고되지만, 어혈은 피부에서 나올 때부터 젤라틴처럼 굳어진 상태로 나온다. 피부에서 나와 굳어지는 것이 아니라, 굳어 있는 것들이 나온다는 것이다. 또한 어혈은 동맥과 정맥에 있는 생혈이 아니라, 모세혈관에 쌓여 돌지 않는 피를 말한다. 어혈은 농도가 진하고 혈액이 엉켜 좁은 모세혈관을 돌지 못한다.

혈관 기저막에 독소 저장

과잉 단백질, 유해 독소 등이 유입되면 우리 몸은 방어 본능을 발휘한다. 즉, 독소나 과잉 단백질을 콜라겐으로 전환한 다음, 모세혈관 내벽의 기저막과 피부의 결합조직에 저장한다. 기저막은 그 두께가 10배까지 늘어날 수 있다고 한다.[14] 모세혈관은 단면적도 대단히 넓다. 혈관 비율에서도 '정맥·동맥:모세혈관=1:99'의 비율로 모세혈관이 압도적이다. 단면적의 비율로 볼 때, 동맥 1에 대해 정맥은 2, 모세혈관은 700~800 정도의 단면적이라고 한다. 그럼에도 모세혈관의 수용력이 무한정일 수는 없다. 한계에 다다르면 동맥의 기저막으로 이동

---

14) 안드레아스 모리츠, 『의사들도 모르는 기적의 간 청소』, 정진근 옮김(서울: 에디터, 2015), p.86.

하는데, 이는 동맥의 염증을 불러온다.

　진피 아래쪽의 그물 모양으로 결합된 피하조직도 노폐물 저장 창고 역할을 한다. 이 조직은 지방세포로 구성되어 있어 독성 물질을 저장한다. 독성 물질은 제일 먼저 혈관 기저막에 쌓이고, 그다음에는 진피 아래쪽에 있는 결합조직에 쌓인다. 이들 노폐물 창고들이 가득 차게 되면 피부 발진이 일어난다.

　피부질환은 몸의 입장에서는 스스로를 지키기 위한 몸부림이라 할 수 있다. 피부는 흡수 기관이 아니라 배설 기관이다. 땀샘에서 나오는 땀이나 피지선에서 나오는 지방은 체내의 독소를 몸 바깥으로 배설하는 현상이다. 만약 피부가 흡수 기관이라면 수영 선수들이나 해녀들은 생존하기 어려울 것이다. 물 속에 한 시간만 있어도 온몸에 물이 침투해 부풀어 오를 것이기 때문이다.

피부질환은 면역 시스템

우리 몸은 혈액이 오염되면 피부를 통해 오염물질들을 배출하는 메커니즘을 작동한다. 염증 반응도 그 가운데 하나다. 피부에 염증이 생기는 것은 외부의 자극 때문이다. 외부로부터 침해가 발생하면 우리 피부는 치유하기 위하여 염증세포를 불러 모은다. 염증 부위가 붓고, 붉어지고, 진물이 나는 것도 이 때문이다. 염증은 우리 몸을 보호하기 위하여 세포가 외부 자극에 대하여 반응한 결과로 생기는 것이다.

　염증 반응에서 중심 역할을 담당하는 것이 바로 백혈구다. 독소 등으로부터 자극을 받은 세포는 다양한 화학 전달물질(히스타민이나 프로스

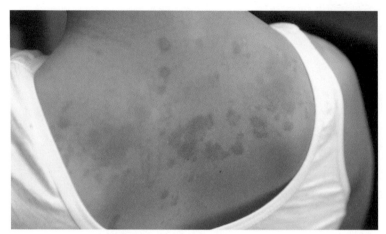

● 피부염은 혈관의 확장이 근본 원인이 아니라, 염증 때문에 혈관이 확장된 것이다. 염증은 독소로 인해 발생한 것이다.

타글란딘)을 방출한다. 이런 화학물질이 분비되면 백혈구가 몰려든다. 화학 전달물질은 피부 증상을 일으킨다. 프로스타글란딘이 분비되면 모세혈관이 확장되어 피부가 붉어지면서 열이 나며, 히스타민이 분비되면 가려움과 통증이 일어난다. 이렇게 두드러기나 습진 같은 반응을 일으켜 몸속에 있는 독소를 배출하는 것이다.[15]

그렇지만 우리 몸의 치유능력에도 한계는 있다. 치유되지 않은 손상이 조금씩 쌓이게 되면 노화 현상으로 나타난다. 주름살이 한두 줄씩 생겨나며, 피부의 탄력도 서서히 감소된다. 이럴 때 찾게 되는 것이 피부 관리실 등이다. 그러나 대부분의 피부관리 방법들이 피부건

---

15) 이시하라 유미, 『내 몸 독소 해독법』, 신정현 옮김(서울: 싸이프레스, 2013), p.73.

강에 도움이 되지 못하며, 오히려 피부에 염증을 유발한다. 스케일링, 박피술, 레이저, IPL, 써마지 등의 시술도 마찬가지다. 이런 치료들을 받은 후 피부가 붉어지고, 붓고, 진물이 나는 등의 염증을 경험했다는 사람이 많다. 이런 피부관리 시술들을 반복적으로 받게 되면, 염증이 조직의 손상을 가져오고 노화를 촉진할 수 있다는 점을 알아야 한다.

▶ 피부질환이 일어나는 메커니즘

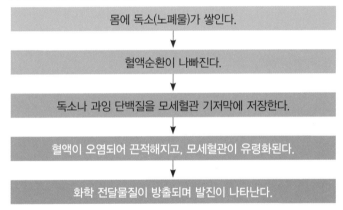

몸에 독소(노폐물)가 쌓인다.

혈액순환이 나빠진다.

독소나 과잉 단백질을 모세혈관 기저막에 저장한다.

혈액이 오염되어 끈적해지고, 모세혈관이 유령화된다.

화학 전달물질이 방출되며 발진이 나타난다.

고혈압의 주범을 잡으라

독소에 오염된 혈액이 간과 신장 등 장기로 마구 돌아다니면 어떻게 될까? 세포 하나하나까지 오염시키는 것은 물론이고 장기에까지 악영향을 줄 것이다. 이런 상황을 막기 위해 우리 몸은 노폐물(독소)을 혈관 내벽에 모아둔다. 이렇게 되면 혈관에 노폐물이 쌓이고 딱딱해질 수밖에 없다. 혈관이 좁아지면 혈액이 원활하게 흐를 수 없다. 이때 심장은 혈액을 잘 흐르게 하기 위해 압력을 높이게 되는데, 이때 고혈압이 된다.

의학계에서는 120/80mmHg를 정상 혈압으로 본다. 수축기 혈압 139mmHg는 위험 경계군으로 분류되고, 140mmHg 이상이면 높은 것으로 간주된다. 그러나 60세 이상이면 수축기 혈압 150mmHg까지는 약을 먹지 않고도 괜찮다는 것이 전문가들의 의견이다.[16]

고혈압은 병이 아니다

우리 몸이 늙어가면 혈관도 함께 늙어간다. 늙어가는 혈관에는 일반적으로 동맥경화가 발생한다. 이는 자연스러운 노화 현상이다. 우리 혈관은 노화와 함께 점점 가늘어지고, 탄력을 잃어간다. 이런 노화된 혈관을 통해 몸속 구석구석까지 영양소와 산소를 공급하기 위해서는 높은 혈압이 필요할 수밖에 없다.

실제로 나이별 혈압 수치라는 것이 있지만, 대부분은 이런 것이 있는지조차 모른다. 이 기준에 의하면, 70대의 경우 170mmHg까지는 정상 혈압으로 볼 수 있다. 그런데 현재의 건강검진에서 정해놓은 수치는 20~30대 젊은 사람들을 기준으로 작성한 것이다. 가장 건강한 사람들에 맞는 기준을 고령자에게 적용하는 것은 이치에 맞지 않다. 60세에게는 60세 수준의 건강이, 70세에게는 70세 수준의 건강이 있는

---

16) 리 골드먼, 『진화의 배신』, 김희정 옮김(서울: 출판부키, 2019), p.199.

▶ **나이별 정상 혈압 수치[17]**   (단위: mmHg)

연령대	정상 혈압 수치	
	최저 혈압	최고 혈압
20대	72~75	121~128
30대	75~79	124~130
40대	80~84	132~140
50대	80~91	144~150
60대	89~91	156~166
70대 이상	89~91	165~171

것이 이치에 맞을 것이다.

이런 현실에서 고령자들은 어떻게 대처해야 할까? 40년 동안 10만 명 이상의 환자를 진찰한 의사 마쓰모토 미쓰마사는 고혈압은 병이 아니며, 나이별로 정상 혈압이 다르다고 말한다. 그의 주장을 그대로 옮기면 다음과 같다.

　"고혈압은 병이 아니므로, 약을 버리고 생활습관을 고쳐야 한다. 약으로 혈압을 떨어뜨리는 것은 위험한 행위이며, 뇌경색은 혈압약을 처방한 의사가 만드는 것이다. 고령자의 경우에 160~180mmHg 정도는 괜찮다."[18]

---

17) 선재광, 『고혈압 치료, 나는 혈압약을 믿지 않는다』(서울: 전나무숲, 2011), p.33.
18) 마쓰모토 미쓰마사, 『고혈압은 병이 아니다』, p.92.

이런 기준으로 본다면, 정상 혈압은 자기 나이에 90mmHg를 더하면 된다. 현대 의학이 아무리 발달했더라도 완벽한 것은 아니다. 사람은 물론 병에 대해서도 완벽하게 알지는 못한다. '이렇게 해야 한다', '저렇게 해서는 안 된다'는 것은 의사 개인의 소견일 뿐이며, 그 소견도 통계 자료에 의한 추측일 뿐이다.

약물을 통해 인위적으로 혈압을 낮추면 혈액 공급에 차질이 생길 수 있다. 그렇게 되면 손끝, 발끝이 저리고 두통이 올 수도 있다. 심한 경우 뇌로 가는 혈액이 적어져 치매를 일으킬 수도 있다. 특히 나이가 들면 혈관의 탄력이 떨어지고 굳어지기 때문에 혈압이 약간 높아야만 혈액이 우리 몸 구석구석까지 잘 흘러간다.

독소가 진짜 원인

현대 의학에서는 고혈압 자체를 병으로 보고, 심장의 힘을 약화시키거나 혈관을 확장하는 약을 사용하여 혈압을 낮춘다.[19] 이런 대증적인 처방은 뇌졸중이나 심근경색을 예방하는 데는 효과가 있을지 모르

---

19) 모든 사람에게 동일하게 적용되는 혈압은 없다. 사람마다 몸의 상황에 따라 적절한 혈압이 따로 있다. 사람이 살아가는 데 필요한 혈압은 각자의 몸이 정한다. 그렇다면 도대체 적정 혈압이라는 것은 누가 정하는 것인가? 2017년 말 미국심장학회는 고혈압 진단 기준을 수축기 혈압 140mmHg, 이완기 혈압 90mmHg 이상에서 130/80mmHg 이상으로 강화하겠다고 밝혔다. 1987년의 180/100mmHg에서 점점 낮아져 2004년에는 140/90mmHg, 2017년에는 130/80mmHg까지 거론되는 형편이다. 이를 국내에 반영할 경우 무려 650만 명의 새로운 고혈압 환자가 발생한다. 누군가가 고혈압 기준을 정해 주면 우리는 무조건 그대로 따라야 하는 것일까?

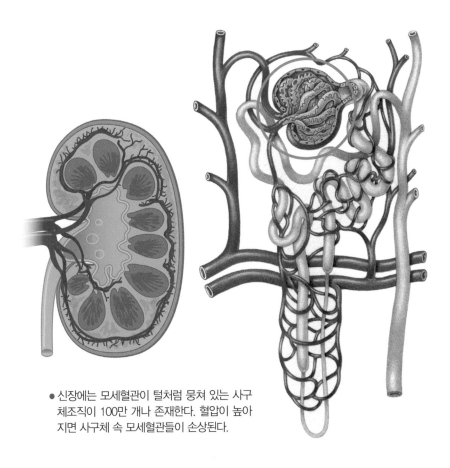

● 신장에는 모세혈관이 털처럼 뭉쳐 있는 사구
체조직이 100만 개나 존재한다. 혈압이 높아
지면 사구체 속 모세혈관들이 손상된다.

나 근본적인 치료는 아니다.

혈압을 높이는 원인은 혈관을 가로막는 존재들이다. 그것을 흔히
말하는 혈전(血栓)이라 한다. 하지만 혈전이 근본 원인은 아니다. 혈전
은 우리 몸이 오염된 혈액을 정화하기 위해 혈관 내벽에 독소(노폐물)
를 모아둔 것이다. 즉, 혈전이 아니라 독소가 진짜 원인인 셈이다.

우리 몸은 깨끗한 피를 유지하기 위해 오염물질을 가두려는 속성

이 있다. 우리 몸이 가둬놓은 핏덩어리를 혈전이라 한다. 혈전은 신장이라고 해서 예외가 아니다. 혈압을 조절하는 기관인 신장[20] 모세혈관의 혈액이 끈적해져 혈전이 되면, 혈관은 유령화되고 혈압 조절 기능에 문제가 생길 수밖에 없다. 신장의 기능이 저하되면 고혈압이 되고, 또 고혈압이 되면 신장에 부담이 되어 신장의 기능을 더욱 떨어뜨리게 된다. 결국 신장은 모세혈관의 상태에 좌우되는 장기라 할 수 있다.

혈전이 생기면 병원에서는 혈전 용해제를 사용하여 녹이지만 혈전의 더러움 자체는 해소되지 않는다. 혈액순환을 위해 혈전 용해제나 혈압 떨어뜨리는 약을 쓰면 지각이 둔해지거나 몸이 휘청거린다.

혈압 강제로 낮추면 뇌경색 위험 상승

고혈압 자체보다 혈압약이 더욱 위험하다. 일본 도카이대학 오구시 요이치 교수의 조사 결과에 따르면, 혈압약을 먹는 사람이 안 먹는 사람보다 뇌경색 발병률이 두 배 더 높다고 한다.[21]

몸은 뇌로 혈액을 보내기 위해 온 힘을 다하는데, 혈압약이 혈압을 내려 버리니 혈관을 막아서라도 혈압을 높이려 한다. 약을 먹을수록 혈전이 쌓이고 혈압이 높아지는 이유다. 이런 과정에서 치매와 뇌경

---

20) 신장은 염분과 수분의 배출량을 통해 혈압을 조절한다. 즉, 염분과 수분의 배출량을 늘려 혈압을 낮추기도 하고, 반대로 배출량을 줄여 혈압을 높이기도 한다.

21) 핀란드의 한 연구팀이 75세에서 85세까지의 혈압강화제를 먹지 않는 남녀 521명을 조사했는데, 최고 혈압이 180mmHg 이상인 사람들의 생존율이 가장 높았고, 최고 혈압이 140mmHg 이하인 사람들의 생존율은 비교적 낮았다.

색도 일어나는 것이다.

고혈압이 뇌경색의 원인이라는 주장은 사실과 다르다. 뇌경색은 혈압이 낮을 때 발생하는 질환이다. 자연의 이치로 생각해도 답은 나온다. 만약 혈압이 약해져서 뇌로 유입되는 혈액의 양이 적어지거나 혈전을 떠내려 보내지 못하면 어떻게 될까?

그래서 우리 몸은 뇌의 혈관이 막히면 혈전을 밀어내기 위해 사력을 다한다. 혈압을 높여 피의 흐름을 빠르게 해야만 뇌를 지킬 수 있기 때문이다. 그렇다면 고혈압 때문에 뇌경색이 발생하는 것이 아니라, 뇌혈관이 막혔기 때문에 고혈압이 되었다고 해석할 수 있다.[22] 즉, 좁아진 혈관으로 혈액을 보내기 위해 압력을 높였는데, 혈압약이 혈압을 낮춰 버리면 뇌로 가는 혈액이 부족해질 수밖에 없고, 결과적으로 뇌에 경색이 일어나는 것이다.

결국 혈압을 인위적으로 떨어뜨리면 더 큰 문제를 야기한다는 것을 알아야 한다. 우리 몸은 오염된 혈액을 차단하기 위해 스스로 혈전을 만들었는데, 이것이 녹아서 돌아다니면 다른 대응에 들어간다. 즉, 치명적인 독소나 노폐물이 생명 유지에 필수적인 장기들 속으로 들어가지 못하도록 단단한 덩어리로 만든다. 산소와 영양 공급이 차단되면 세포는 돌연변이를 일으키게 되고, 나아가 암으로 진행될 수도 있다.

---

22) 마쓰모토 미쓰마사, 『고혈압은 병이 아니다』, p.71. 도카이대학 의학부 명예교수인 오구시 요이치(大櫛陽一)의 연구에 따르면, 혈압약을 먹은 사람은 먹지 않은 사람에 비해 뇌경색 발생률이 두 배 더 높다고 한다. 오구시 교수는 1999년부터 2007년까지 후쿠시마(福島)현 고오리야마(郡山)시에 사는 남녀 4만 명의 건강검진 데이터를 전국의 데이터와 비교한 연구에서, 혈압약이 뇌경색을 증가시킨다는 사실을 발견했다.

인위적으로 혈압을 낮추는 것이 문제

장기간 혈압약을 복용한다는 것은 그만큼 뇌로 공급되는 혈액량이 적어진다는 것을 의미한다. 뇌로 공급되는 혈액이 줄어드는 상황이 장기화되면 건망증, 기억력 저하, 치매로 나아갈 수 있다.

가령 혈액 공급이 10년 동안 하루 10%씩 적어진다면 그 결과가 어떻겠는가? 기억력이 떨어지는 등 뇌기능이 저하될 것이다. 혈압을 인위적으로 낮추면 치매 발생 위험이 높아질 수밖에 없다.[23]

혈관은 나이가 들수록 딱딱해질 수밖에 없고, 몸속 구석구석까지 영양소와 산소를 공급하기 위해서는 높은 혈압이 필요하다. 고령자에게서 고혈압이나 동맥경화가 발생하는 것은 생명 유지를 위한 자연스러운 반응인 셈이다.

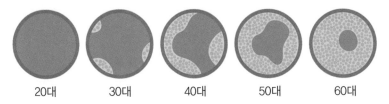

| 20대 | 30대 | 40대 | 50대 | 60대 |

● **연령대별 혈관 두께:** 나이가 들면 혈관이 좁아진다. 따라서 인체 각 조직에 혈액을 적절히 보내기 위해서는 압력이 높아져야만 한다.

---

23) 마쓰모토 미쓰마사, 『고혈압은 병이 아니다』, p.83.

모세혈관이 죽는 것이 당뇨다

우리 몸이 생명 활동을 영위하는 것은 음식물 때문이다. 단백질은 우리의 몸을 구성하고, 당류와 지방은 에너지의 근원이며, 비타민과 미네랄은 화학반응을 주관하거나 삼투압을 유지하는 데 필요하다.

혈액에 영양이 부족하거나 과잉 상태가 되면 세포와 장기에 이상이 생기게 마련이다. 영양이 과잉 공급될 경우, 혈액 속에 요산이 많아져 통풍(痛風)에 걸리게 되고, 당분이 많아져 당뇨병에 걸리게 된다. 당뇨, 통풍, 고지혈증, 지방간, 동맥경화(고혈압, 심근경색, 뇌경색), 암 등 생활습관병은 바로 과식으로 생긴 병이라 할 수 있다.

▶ **당뇨가 진행되는 과정**

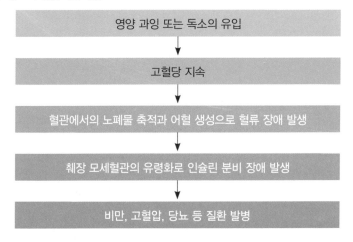

당뇨가 발병하는 원리

우리 몸에 독소가 유입되면 혈관이 유령화되고, 혈류에 장애가 생긴다. 이 상태가 지속되면 비만, 혈관 질환, 당뇨, 암이 발생하게 된다.[24] 몸속에 독소(영양 과잉)가 들어오면 비만이 되고, 혈관에 노폐물이 축적되면서 혈관 질환이 일어나고, 당 대사에 교란이 생겨 당뇨가 되는 원리다.

당뇨병은 췌장에서 분비되는 인슐린이 부족하거나 움직임이 나빠졌을 때 발병한다.[25] 인슐린은 포도당을 세포에 흡수시키는 데 필요한 호르몬이다. 인슐린이 부족하면 혈액 중의 포도당이 세포에 흡수되지 않아 고혈당으로 이어진다.

혈액 속에 있는 포도당의 농도를 혈당치라고 한다. 혈당치가 상승하면 췌장에서 인슐린을 분비하여 혈당치를 정상으로 되돌리려 한다. 이때 체내에서 감당할 수 있는 수준을 넘어서는 당분이 유입되면 췌장의 기능이 쇠퇴하게 된다. 그렇게 되면 혈당치는 상승하고, 미처 소비되지 못한 포도당이 혈액 속에 남게 되면서 당뇨 상태가 된다.[26] 의

---

24) 비만이 되면 당뇨병 발생 위험은 일반인보다 2.5~2.6배 높아진다. 고도 비만의 경우 무려 4~4.8배가 높다. 고혈압 발생 위험도 비만인 경우 2배, 고도 비만인 경우는 2.7~2.9배 높다.

25) 당뇨병은 제1형과 제2형이 있는데, 제1형 당뇨병은 인슐린이 전혀 분비되지 않아 평생 인슐린을 복용하거나 주사를 맞아야 한다. 그런데 당뇨병 환자의 95%는 제2형 당뇨병이고, 제1형 당뇨병은 드문 편이다. 제2형 당뇨병은 췌장에서 인슐린 분비가 되고는 있지만 정상적으로 분비되지 않는 등 기능이 떨어진 상태를 일컫는다.

26) 췌장이나 신장 모세혈관을 손상시키는 가장 큰 원인은 당분이다. 특히 설탕과 같은 당분은 혈액 내에 빠르게 흡수되기 때문에 췌장도 과도한 인슐린을 분비한다. 췌장의 급

학계에서도 당뇨를 과잉 혈당이 췌장의 인슐린 기능을 저하시킨 것으로 본다. 여기에 더해 비만, 운동 부족, 고단백·고지방식 위주의 식사, 심한 스트레스, 스테로이드성 약물 과용 등을 원인으로 지목하고 있다.

췌장 모세혈관의 유령화

당뇨로 진행되는 메커니즘은 지극히 단순하다. 수백만 년 전 인류는 몸에 필요한 열량을 제공하는 음식을 간절히 원했다. 우리 몸은 과식을 해서라도 최대한 많은 음식을 흡수하는 쪽으로 진화했다. 그래야 다음에 찾아올 굶주림을 이겨낼 수 있었기 때문이다. 그런데 상황이 달라졌다. 우리 몸은 음식이 넘쳐나는 상황에 적응하지 못하고 있다. 이런 상황에서 우리 몸속으로 영양공급이 지속되면서 비만과 당뇨병 같은 문제도 함께 확산되기 시작한 것이다.[27]

과잉 영양은 비만으로 이어질 수밖에 없다. 이미 2,500년 전 힌두교 의사들은 당뇨 환자의 소변에서 단맛이 나며, 뚱뚱할수록 당뇨에 걸리는 경향이 높다는 사실을 발견했다. 히포크라테스도 지나친 체중은 건강에 악영향을 끼칠 수 있다고 경고했다.

우리 몸속으로 영양분이 지속적으로 유입된다는 것은 우리 몸의 고

속한 인슐린 분비로 인해 오히려 저혈당증(혈액에 당이 부족한 증상)에 빠지게 된다. 설탕을 지속적으로 먹게 되면 인슐린의 과다 분비가 습관화되고, 당분이 들어오는데도 당분이 줄어들어 저혈당증이 발생한다. 집중력 감퇴, 무기력과 피로, 정서 불안, 우울증 등이 저혈당의 증세.

27) 리 골드먼, 『진화의 배신』, p.72.

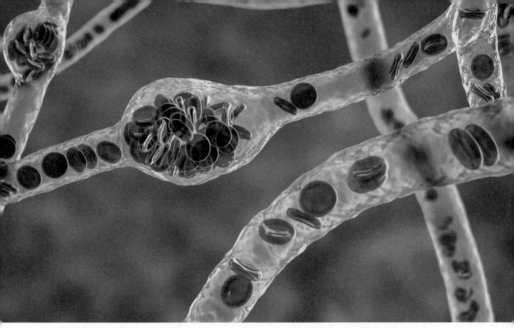

● 영양 과잉으로 혈당이 높아지면 우리 몸은 적혈구를 뭉쳐서 오염된 혈액이 돌아다니는 것을 막는다. 그것이 혈전이 되어 혈관에 쌓인다.

혈당 상태가 지속된다는 것을 의미한다. 이는 모세혈관에 흐르는 혈액의 당 농도도 높아진다는 것을 뜻한다. 피 속에 당분이 많아지면 혈액이 끈적거리게 된다. 끈적거리는 피가 10만km가 넘는 모세혈관을 돌아다닌다고 상상해 보라.

피가 끈적거리니 혈관 벽에 더 많은 압력이 가해질 수밖에 없다. 끈적거리는 피의 점성 때문에 혈관을 통과하기도 어려워진다. 모세혈관의 내피세포가 손상을 입고 유령화되기 시작한다. 이 상태가 계속되면 여러 장기의 모세혈관도 유령화된다.

인슐린 분비가 억제되지 않거나 인슐린 효과가 저하되는 것은 췌장[28]과 연결된 모세혈관의 유령화와도 큰 관련이 있다. 영양 과잉으

---

28) 췌장은 몸속 아주 깊은 곳에 위치해 있는 15cm 길이의 가늘고 긴 장기다.

로 혈당이 높아지면 적혈구에 변화가 나타난다. 우리 몸은 적혈구를 뭉쳐서 오염된 혈액이 돌아다니는 것을 막는데, 혈당이 높아져 유연성이 없어진 적혈구는 혈전이 되어 혈관에 쌓이게 된다.

당뇨병은 신장 손상 유발

피가 끈적거리고 모세혈관이 유령화되면 신체 말단까지 피가 잘 가지 못한다. 피가 주는 영양소로 먹고사는 세포는 심각한 타격을 받는다. 그래서 발가락을 잘라내야 하는 상황이 벌어질 수 있는 것이다.

당뇨병으로 고혈당 상태가 계속되면 신장도 심각한 손상을 입는다. 신장은 혈액 속의 수분이나 노폐물 등을 소변으로 배출하는 조직이다. 모세혈관으로 얽혀 있는 사구체 덩어리가 혈액을 여과시켜 노폐물을 소변으로 배출하는 것이다.

우리 몸속으로 들어오는 과당의 30%는 간으로 가지 않고 신장으로 간다.[29] 여기서 과당은 신장 사구체의 모세혈관을 막아 신장 여과 시스템에 직접적인 손상을 유발한다. 사구체의 모세혈관이 유령화되면 신장은 혈액 여과 기능을 발휘할 수 없다.

그렇게 되면 혈액 속에 노폐물이 쌓이게 되고, 신장에 장애가 생긴다. 당뇨병에서 신부전증으로 이어져 투석을 받는 환자가 증가하는 것도 이런 이유에서다. 신장이 망가지는 이유의 43%는 당뇨병 때문이다. 당뇨병 환자 2명 중 1명은 만성 신장병을 얻게 된다는 계산이다.

신장은 모세혈관 덩어리로 구성되어 있으며, 혈관 상태에 따라 기

---

[29] 스티븐 R. 건드리, 『플랜트 패러독스』, 이영래 옮김(서울: 쌤앤파커스, 2018), p.254.

능이 결정되는 장기다. 당뇨에 의해 고혈당 상태가 지속되면 혈관 내 피세포가 손상되고, 신장 모세혈관도 손상을 입는다. 이런 상황에서 모세혈관이 제대로 기능하지 못함으로 당뇨 합병증이 일어나게 된다. 뒤집어 생각하면 이는 모세혈관이 제 역할을 하면 당뇨병도 좋아질 수 있다는 것을 의미한다. 실제로 모세혈관의 혈관 내피세포를 활성화시켰더니 인슐린 저항성이 개선되고 수명도 연장되었다는 연구 결과도 있다.[30]

▶ 신장 기능이 떨어지는 과정

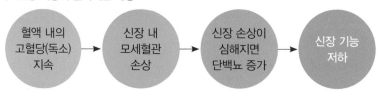

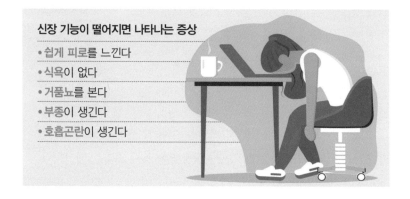

신장 기능이 떨어지면 나타나는 증상

- 쉽게 피로를 느낀다
- 식욕이 없다
- 거품뇨를 본다
- 부종이 생긴다
- 호흡곤란이 생긴다

30) 타카쿠라 노부유키, 『고스트 혈관』, 서희경 옮김(서울: 소보랩, 2021), p.61.

암은 혈관의 유령화에서 시작된다

물이 흐르지 않고 고여 있으면 어떻게 될까? 아마도 썩어가면서 악취가 진동할 것이다. 물을 썩게 하는 것은 분명 세균이다. 그렇다면 세균이 부패의 주범일까? 독한 약물을 뿌려 세균을 제거하면 문제를 해결할 수 있을까? 아니다. 진짜 주범은 물이 흐르지 않고 고여 있는 환경이다.

인체의 질환 역시 혈류의 정체와 혈관의 유령화에서 시작된다. 인체에 노폐물이 쌓이면 혈관 벽은 점점 더 두꺼워진다. 혈관 벽이 두꺼워지면 혈액의 소통이 막힌다. 세포는 아사 상태에 빠지고, 정상적인 에너지 대사와 재생을 하지 못한다.

생존을 위한 세포의 발악

노폐물이 혈관에 쌓이면 세포의 신진대사율은 떨어지고, 노폐물의 생산은 더욱 늘어난다. 이렇게 되면 혈관에 붙어 있는 림프관이 점점 좁아진다. 림프계는 청소에 지치고, 림프액은 정체되기 시작한다.

이 상황에서 세포는 돌연변이를 일으켜 악성 세포로 변한다. 산소가 부족한 상황에 직면한 세포의 발악이 바로 암이다. 1931년 노벨 생리의학상을 수상한 바르부르크 박사도 "암이 발생하는 데는 단 한 가지의 중요한 원인이 있다. 우리 몸의 세포들이 무산소성 호흡으로 바뀌는 것이다"라고 말한 바 있다.

세포가 악성으로 변하면 림프계가 막히기 시작하고, 몸의 다른 부분들까지 폐색된다. 이때 우리 몸은 극단적인 조치를 취하는데, 곧 고통을 겪고 있는 조직을 굳어지게 만드는 것이다. 그리고 굳어진 부분에 점액층이 더해지면서 두꺼운 딱지가 형성되고, 혈액순환에 장애가 일어난다. 산소와 영양소 공급은 끊어지고, 독소도 빠져나오지 못한다.

암은 생존 메커니즘의 결과물

『암은 병이 아니다』의 저자 안드레아스 모리츠도 "인체가 종양을 만드는 것은 생존 메커니즘 때문"이라고 설명하고 있다. 인체는 치명적인 독소나 노폐물들이 림프액과 혈액에 녹아들어 결국은 심장이나 뇌, 그밖의 생명 유지에 필수적인 장기들 속으로 들어가지 못하도록

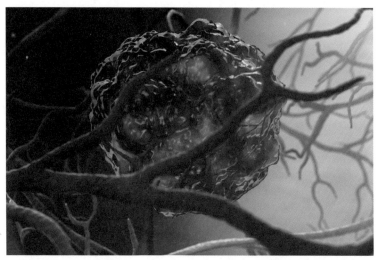

● 인체는 독소나 노폐물들이 심장이나 장기 속으로 들어가지 못하도록 덩어리로 만드는데, 그것이 암세포다.

덩어리로 만드는데, 이것이 암세포라는 것이다.[31]

이러한 이론들에 따라 암이 발생하는 메커니즘을 정리하면 다음과 같다. 먼저 인체에 유해물질(발암물질)이 침투한다. 인체는 방어 작용으로 독소를 축적하고, 덩어리(종양)로 묶어둔다. 모세혈관이 유령화되어 산소가 부족해지면 세포는 돌연변이를 일으켜 기능을 유지하려 한다.

즉, 체내에 독소가 쌓여 혈액이 오염되면 혈관이 막히게 되고, 혈관 폐색이 심화되어 영양분과 산소 공급이 차단되면 암이 발생하는 것이다. 모세혈관의 유령화 혹은 혈류 장애로 인해 세포로 공급되는 산소가 빈약해지면 세포는 생존을 위해 돌연변이를 일으킬 수밖에 없다. 반대로 몸속의 독소가 제거되고 혈류가 원활하게 흐르면 치유와 회복이 시작된다.

▶ **암이 발생하는 메커니즘**

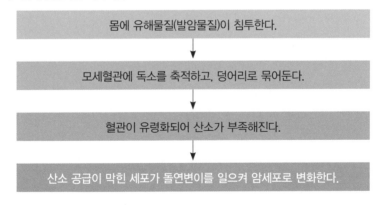

---

31) 안드레아스 모리츠, 『암은 병이 아니다』, 정진근 옮김(서울: 에디터, 2014), p.101.

암보다 무서운 암에 대한 공포

흥미로운 것은 암에 대한 공포 때문에 사망하는 경우도 많다는 점이다. 베이징 국제노화방지의학센터 황여우펑 박사가 30년 동안 매년 200여 구의 시신을 부검한 결과, 암 환자 중에는 암 자체는 물론 암에 대한 공포 때문에 사망하는 경우도 많았다고 한다.

2004년 ≪네이처≫(Nature)지에 하버드 의대 교수 주다 포크만(Judah Folkman) 박사의 비슷한 논문이 소개되었다. 사고로 죽은 사람들의 시신을 부검한 결과, 많은 사람의 몸에서 암이 발견되었다고 한다. 그들은 생전에 암으로 진단받은 적이 없는 사람들이었다. 40~50대 여자의 1/3은 유방암, 50~70대 대부분은 갑상샘암, 40~50대 남자의 절반과 70~80대 이상의 거의 대부분은 전립선암이었다고 한다. 이들은 생전에 암 진단을 받지 않았고, 치료도 받지 않았다. 암에 걸렸단 사실을 전혀 몰랐지만 평생 문제 없이 살아갔다.[32]

의사 50%가 자신의 항암 치료 거부

건강한 사람의 몸에서 매일 교체되는 세포는 300억 개에 이른다. 이 세포들 중 최소한 1%는 암세포다. 암세포는 매일같이 만들어지고, 또 소멸한다. 이들은 우리의 면역체계가 경계를 게을리하지 않고 깨어 있도록 유지해 주는 측면이 있다.

그렇다면 암 치료를 받지 않았을 때와 받았을 때의 생존율은 어떻게 다를까? 하딘 존스(Hardin Jones) 박사는 의사의 항암 치료 권고를

---

32) 이덕희, 『호메시스』(서울: MID, 2015), p.316.

거부하고 따르지 않은 환자들을 추적했다. 이들은 치료와 관련해 아무것도 하지 않았다. 존스 박사는 이 환자들과 항암 치료를 받은 환자들을 비교했다. 어떤 사람들이 더 오래 살았을까? 놀랍게도 아무것도 하지 않은 사람들이 치료받은 사람들보다 더 오래 살았다.[33]

런던 성마리아 병원 페트릭 패트리니 박사는 현대의 암 치료법에 대해, "항암 치료는 유리창에 앉은 파리를 잡기 위해 망치로 내려치는 것과 같다"고 말했다. 망치를 휘두른다면 파리는 잡을 수 있을지 모르지만 유리창이 어떻게 되겠는가?

현대 의학의 치료법은 너무 폭력적이다. 사람들은 정작 암보다 그 치료 과정에서 더 많이 생명을 잃는다. 심지어 종양 전문의조차 현대의 암 치료법을 피하는 것이 현실이다. 독일의 생물통계학자인 울리히 아벨(Ulrich Abel)은 종양 전문의들에게, 자신이나 사랑하는 사람이 암에 걸린다면 어떻게 할 것인지를 물었다. 놀랍게도 50% 이상의 의사가 항암요법을 받지 않을 것이라고 답했다. 암 전문의조차 자신이나 가족에게는 사용하지 않으려는 것이 항암요법인 것이다.

---

33) 폭력적인 암 치료법은 수많은 부작용을 초래할 가능성이 있고, 그로 인해 더 많은 치료가 요구될 수 있다. 이런 치료법에 의해 미국에서만 1년에 최소한 90만 명 이상이 사망한다고 한다. 한 세계보건기구(WHO) 보고서에 따르면, 오늘날 의료 기관에서 이용하는 모든 의학적 치료방법이 의외로 비과학적이라고 한다. 치료법의 85~90%가 증명되지 않았거나 과학적인 연구 없이 시행된다는 것이다. 방사선 치료, 화학요법, 수술과 같은 방법은 암 완치 확률을 28%에서 7% 이하로 떨어뜨린다는 통계도 있다.

온열 디톡스가 답이다

암의 주원인은 독소다. 해결책은 디톡스에 있다. 값비싼 의료비를 지출할 필요도 없다. 된장이나 청국장 등 발효식품과 우리 전통 식단이면 충분하다. 물론 농약이나 비료로 재배한 것은 제외다. 야생에 가까울수록 생명력이 강하다는 점을 염두에 두어야 한다.

암 환자 중 예상보다 빨리 호전되는 경우가 종종 있다. 이들의 공통점은 생명력 강한 음식물을 주로 먹는다는 것이다. 자연의 건강하고 좋은 먹을거리를 먹으면 내장기관도 건강해지고, 해독력이 좋아지기 때문이다. 자연과 가까울수록 좋은 먹을거리라 할 수 있다. 하우스에서 재배한 것보다는 노지(露地)에서 재배한 것이, 노지에서 재배한 것보다는 야생의 음식이 더 좋다.

암 관리에서 효과적인 방법 가운데 하나가 온열요법이다. 몸에 열을 가하면 암이나 질병이 치료되는데, 가열하는 온도와 몸의 부위에 따라 그 효과는 달라진다. 특히 전신에 열이 가해지면 각종 면역세포가 활발하게 움직인다. 미국 로즈웰 파크 암센터의 발표에 따르면, 체온이 올라가면 혈액 내 면역세포들이 조직으로 침투해 몸속 깊숙이 있는 암을 공격한다고 한다.

몸속 깊숙이 열 전달

암은 혈관이 막혀 산소와 영양소 공급이 되지 않아 세포가 변이를 일으킨 것이다. 그러므로 인체에 열을 가하면 혈관이 확장되어 산소와 영양소가 공급되고, 결과적으로 암세포는 점차 사라지게 되는 것이다. 인체에 열을 가하면 혈액순환이 빨라진다. 관절통이나 눈병, 귓병에 적외선 열 등을 쬐게 하는 것도 혈액순환을 촉진시켜 병을 치료하는 원리다.

물론 온열기라고 해서 모두 같은 효과를 만들어내지는 못한다. 암세포가 있는 깊은 곳까지 열을 전달할 수 있어야 한다. 원적외선이 바로 그런 역할을 한다. 자미원이 개발한 원적외선 발열체는 92.4%의 원적외선 방사율을 가지고 있다. 게르마늄과 운모(雲母, mica) 등을 활용한 발열체를 통해 몸의 중심체온을 상승시키는 원리다. 중심체온이 상승하면 혈액순환이 원활해지면서 신진대사가 활성화된다. 원적외선 발열체로 달걀을 구웠더니 흰자와 노른자가 동시에 익는 것을 확인할 수 있었다. 열이 외부에서 내부로 들어가는 것이 아니라 전체를 발열시켰기 때문에 가능한 일이다. 겉은 뜨겁게 하지 않으면서 몸속 깊은 곳은 뜨겁게 만들어 주는 특성도 있다. 원적외선 발열체는 체온이 낮은 이들에게 매우 효과적이며, 유방암이나 위암 등으로 고통받는 사람들도 하나같이 좋아지는 결과를 보이고 있다.

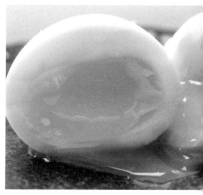

● **물에 삶은 계란**
흰자부터 익어 들어간다.

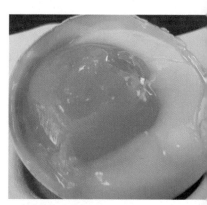

● **원적외선 발열체로 익힌 계란**
흰자와 노른자가 동시에 익는다.

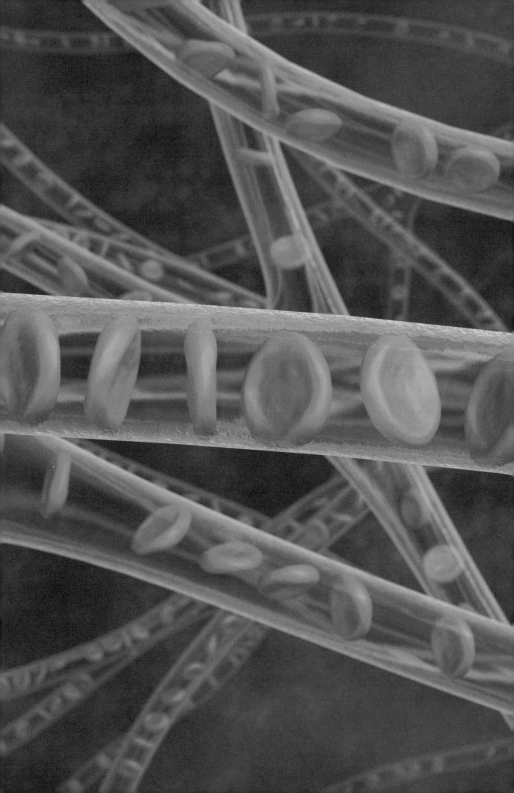

골격
혈류 소통을 위한
구조 개혁

골격 이상이 혈류를 방해한다

우리 몸에 뼈가 없으면 어떻게 될까? 뼈는 단순하게 신체를 지탱해주는 역할만 하는 것이 아니다. 우리 몸의 총 206개 뼈는 신체를 지탱함으로 뇌나 폐 등 연약한 장기를 보호하며 운동을 도와주는 역할을 한다. 뼈가 없으면 당장 호흡곤란으로 죽을 수밖에 없다. 가슴우리(흉곽)의 팽창과 수축으로 호흡을 도와주는 것이 갈비뼈다.

이 외에도 골수에서 적혈구, 백혈구를 비롯한 혈구를 생성하거나 칼슘, 인 등을 저장해 뒀다가 몸속의 이온 농도를 조절하는 역할도 한다. 흔히 생각하는 것보다 훨씬 중요한 역할을 하는 것이다.

총 206개의 뼈 중 가장 중심을 이루는 뼈가 척추다. 26개의 뼈로 이뤄진 척추는 몸의 기둥 역할을 하며, 위로는 머리를 받치고 아래로는 골반과 연결돼 목과 등, 허리, 엉덩이, 다리에 이르기까지 주요 골격을 유지하도록 해준다. 척추가 있기 때문에 우리 몸은 직립보행이 가능하다. 우리가 몸을 꼿꼿하게 세우고 지탱하며 평형을 유지할 수 있도록 하는 것이 바로 척추다.

척추와 신경, 혈관은 하나다

척추는 속이 비어 있는데, 온몸의 움직임을 주관하는 척추신경인 척수가 이곳을 지나고 있다. 어떤 측면에서 보면 척추의 본래 역할이 이 신경 다발(척수)을 보호하는 것이 아닐까 싶을 정도다.

머리부터 엉덩이까지 길게 이어진 척수에서 나온 신경은 척추뼈 양

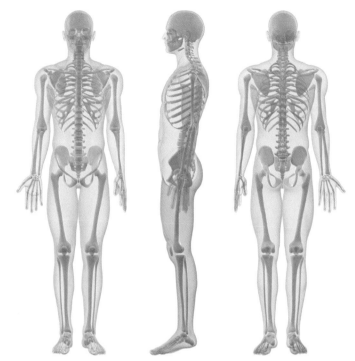

● 우리 몸은 총 206개 뼈가 신체를 지탱함으로 뇌나 폐 등 연약한 장기를 보호하며 운동을 도와준다. 뼈가 없으면 인간은 살 수 없다.

옆의 작은 구멍인 추간공 사이로 빠져나와 온몸으로 뻗어 나간다. 이 수많은 신경은 가지를 뻗어 온몸으로 펼쳐져 있다. 뇌의 명령에 따라 온몸을 움직이게 하거나 몸의 다양한 감각을 뇌로 전달하는 역할도 이들이 한다.

위급상황에서 몸을 움직이게 하는 것도 척수의 역할이다. 100만 개의 신경섬유로 구성된 척수는 대뇌의 명령을 전달, 호흡과 팔다리의 움직임 등을 조절하고, 생리현상 등을 담당하는 우리 몸의 컨트롤 타워라 할 수 있다.

만약 척수가 사고나 질병 등으로 손상을 입으면 여러 장애가 나타날 수 있다. 온몸이 마비될 수도 있고, 부분적으로 장애가 생길 수도 있다. 척추는 미세하게 비뚤어져도 문제가 생길 수 있다.

척추와 연결되어 있는 신경망과 혈관

혈관도 척추를 중심으로 분포하고 있다. 척추를 따라 정맥과 동맥이 형성되어 있으며, 수많은 모세혈관이 이들 혈관과 직접적으로 소통하고 있다. 만약 척추가 어긋나면 곁에 있는 혈관과 신경이 압박을 받게 된다. 척추를 다치면 몸을 통제하기 어려워지는 것도 이런 이유 때문이다.

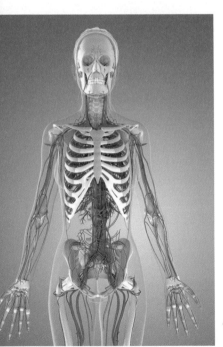

장기와 척추가 연동되는 이유는 혈관과 신경이 연결되어 있기 때문이다. 뇌와 몸 전체를 연결하는 신경망과 혈관은 모두 척추를 통과한다. 따라서 척추에 문제가 생기면 척추뿐 아니라 내장, 팔다리, 신경계 모두에 이상을 초래할 수 있다. 가령 목뼈(경추)가 틀어지면 두통이 오거나 팔이 저리기도 한다. 또 척추에 문제가 생기면 멀쩡하던

● 척추를 중심으로 정맥과 동맥, 모세혈관과 신경선이 분포하고 있다.

무릎이나 다리에 통증이 오기도 한다. 그래서 증상만 보면 오진하기가 쉽다.

몇 해 전 필자의 아버지로부터 연락이 왔다. 무릎이 아파서 지방 병원을 찾았더니 연골이 닳았다며 수술을 권했다고 한다. 혹시나 하는 마음에 서울의 대형 병원에서 다시 한번 검사를 받아보기로 했다. 그런데 그 병원 의사는 무릎에는 관심이 없고 척추만 살피고 있었다.

"선생님, 저희는 무릎 때문에 왔는데요⋯?"

"멀쩡한 무릎을 뭐 하러 봐요?"

무릎 연골이 닳아서 무릎에 통증이 온 것이 아니라는 설명이었다. 무릎과 신경·혈관이 연결된 척추에 문제가 생겨 통증이 왔다는 것이다. 척추의 문제가 몸 전체에 영향을 미칠 수 있다는 것을 알게 된 사례였다.

척추 장애는 모세혈관의 문제다

골격의 근본은 척추다. 『동의보감』에서도 척추는 "몸의 큰 뼈"로서 우리 몸의 근본이라고 했다.[1] 건강관리는 근본을 바르게 하는 데서 시작되어야 한다. 척추를 가장 먼저 살펴야 하는 이유는 우리 몸의 뼈, 디스크, 근육, 인대 등 모든 요소가 척추를 중심으로 상호보완적으로 작용하기 때문이다. 그래서 척추에 이상이 있으면 몸 전체에 문

---

1) "脊骨, 乃一身之大骨也"(『東醫寶鑑』≪外形≫篇 卷3 骨).

제가 생긴다.

따라서 병의 원인을 찾을 때는 척추부터 살피는 것이 좋다. 척추에 문제가 생기면 뼈와 뼈 사이의 구멍(추간공)을 통해서 나오는 모세혈관과 신경이 짓눌리게 되어 그것들의 영역에 있는 장기나 조직, 세포들이 병들 수 있다.

척추는 앞에서 보면 곧은 직선, 옆에서 보면 'S' 자 곡선 형태를 보인다.[2] 목, 등, 허리의 뼈가 모두 척추에 포함된다. 이 중 목을 '경추'(頸椎), 등은 '흉추'(胸椎), 허리는 '요추'(腰椎)라 한다. 요추는 앞쪽으로 휘어져 있는 곡선 형태를 하고 있다.

척추는 혈관과 신경이 지나는 길

척추를 중심으로 하는 등판은 몸의 특정 부위와 연결되어 있다. 뇌, 다리, 팔, 몸통 등은 등판과 직접 연결되어 있으며, 심장을 비롯해 위, 폐, 중추신경, 좌골신경 등도 마찬가지다. 등판은 몸의 중심에서 각 부위로 통하는 통로가 된다.

척추 신경은 내부 장기에 영향을 미친다. 예를 들어 척추가 어느 한쪽으로 휘면 신경과 혈관을 압박한다. 압박받는 신경·혈관과 연결된 내부 장기는 악영향을 받을 수밖에 없다. 위장과 연결된 척추에 문제가 생기면 자주 체하거나 속이 더부룩해진다. 위장이 좋지 않을 때 등

---

2) 척추는 25개의 뼈가 벽돌처럼 쌓여 있는데, 그 분절이 각각 따로따로 움직여 몸을 유연하게 굽히고 젖히고 비틀 수 있게 한다. 목뼈 7개, 등뼈 12개, 허리뼈 5개, 엉덩이 부분의 천추 1개로 구성되어 있으며, 뼈들 사이에는 디스크가 있다.

척추

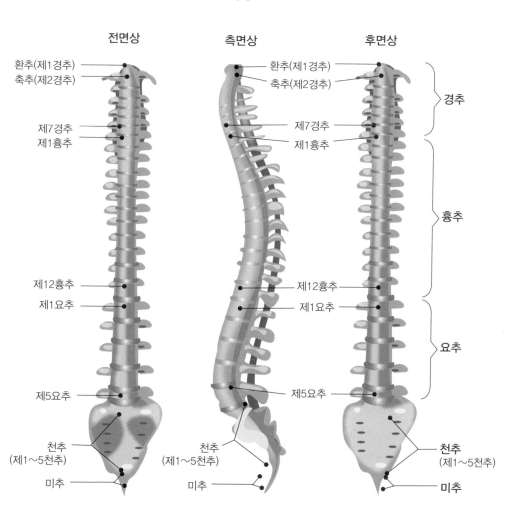

전면상   측면상   후면상

환추(제1경추)
축추(제2경추)

환추(제1경추)
축추(제2경추)

경추

제7경추
제1흉추

제7경추
제1흉추

흉추

제12흉추
제1요추

제12흉추
제1요추

요추

제5요추

제5요추

천추
(제1~5천추)

천추
(제1~5천추)

천추
(제1~5천추)

미추

미추

미추

쪽에 통증이 생기거나 소화 장애가 동반되기도 한다.

　반대의 경우도 마찬가지다. 위가 아프면 몸이 앞으로 구부려진다. 가슴의 근육은 자연스럽게 움츠러들고, 연결된 흉추를 잡아끌어 굽어지게 만든다. 이는 내장기관을 보호하려는 무의식적인 동작이다. 차가운 물을 마셔도 몸이 앞으로 구부려진다. 위장에 따뜻한 물이 좋다는 말은 여기서도 적용된다. 몸이 앞으로 움츠러들면 혈관이 압박을 받아 좁아지고, 딱딱해진 근육은 수축과 이완을 하는 펌프운동을 충분히 할 수 없기 때문에 혈액순환에 장애가 생긴다.

근육과 뼈는 혈류에 영향을 미친다

근육이 뭉치고 결리는 통증의 첫 번째 원인은 혈류 장애다. 이런 상황이 벌어지면 위와 대장으로 혈액과 영양소가 충분히 공급되지 못한다. 근육도 움츠러들기 때문에 척추에 영향을 미칠 수밖에 없다. 근육에 의해 척추뼈가 제 위치에서 벗어나게 되는 것이다.

　우리 몸을 구성하고 있는 뼈, 근육, 신경, 혈관은 서로 긴밀하게 엮여 하나의 조직처럼 움직인다. 근육이 움직이려면 에너지와 여러 가지 물질이 필요한데, 이것은 오로지 혈액을 통해 공급된다. 구체적으로 움직임을 보이는 것은 근육 조직이지만, 움직임을 지시하는 것은 신경계이고, 이에 필요한 에너지와 물질을 제공하는 것은 혈액이다.

　예를 들어 무리한 운동을 한 경우, 에너지를 공급하는 혈액(혈관)과 신경에 피로물질이 축적될 수 있다. 그러면 혈관이 막히게 되고, 혈관이 막히면 혈액순환이 안 되고 긴장이 심해진다. 그 결과 모세혈관이

차갑게 되면서 수축된다. 허리 주변의 모든 근육과 신경도 긴장하고,
좀 더 악화하면 과민성 대장증후군이나 위장 긴장, 방광 긴장을 일으
키기도 한다.

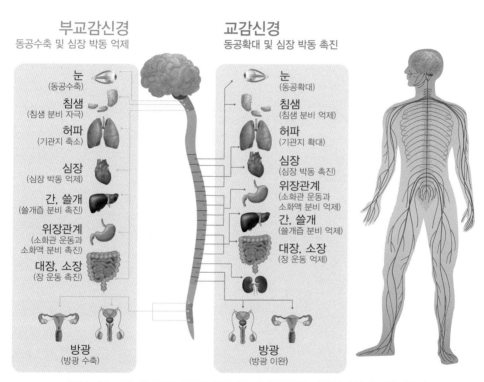

부교감신경
동공수축 및 심장 박동 억제

눈
(동공수축)

침샘
(침샘 분비 자극)

허파
(기관지 축소)

심장
(심장 박동 억제)

간, 쓸개
(쓸개즙 분비 촉진)

위장관계
(소화관 운동과
소화액 분비 촉진)

대장, 소장
(장 운동 촉진)

방광
(방광 수축)

교감신경
동공확대 및 심장 박동 촉진

눈
(동공확대)

침샘
(침샘 분비 억제)

허파
(기관지 확대)

심장
(심장 박동 촉진)

위장관계
(소화관 운동과
소화액 분비 억제)

간, 쓸개
(쓸개즙 분비 억제)

대장, 소장
(장 운동 억제)

방광
(방광 이완)

● 척추는 뇌, 다리, 팔, 몸통, 심장은 물론 위, 폐, 중추신경, 좌골신경 등과도 연결되어
있다.

골격의 문제는 골격으로 풀어야 한다

모세혈관의 흐름이 막히면 혈관들이 유령화되면서 혈관과 신경의 주변에 염증이 발생한다. 염증이 생기면 통증이 따르고, 근육과 기관 및 조직에서는 혈액순환, 산소 공급, 호르몬 분비가 제대로 되지 않아 여러 가지 질병이 생긴다.

골격의 불균형은 혈액순환에 영향을 미친다. 뼈와 근육 가운데 흐르고 있는 혈관도 압력을 받아 혈액의 흐름에 장애가 생기는 것이다. 혈액순환에 장애가 생기면 뼈와 관절 그리고 뼈 주변의 근육과 인대도 약해진다. 허리에는 요통이 생기면서 전신으로 고통이 퍼져 나간다. 상태에 따라 두통이 생기거나 손과 발, 어깨가 결리고 붓고 저리기도 한다.

보통 이런 경우 위장에 좋다는 양배추를 먹는 등의 방법을 찾는다. 하지만 그 결과는 신통치 않다. 골격의 문제로 일어난 일을 영양이라는 방법으로 대응하는 것은 효과가 없을 수밖에 없다.

거북목은 뇌 질환의 근원이다

척추가 틀어지는 원인 가운데 하나는 혈액순환 장애다. 혈액이 공급되지 않으면 근육이 굳어 마비가 오고, 척추가 협착되거나 틀어지게 된다. 어혈이 쌓여 혈액을 공급받지 못하는 근육도 이상 반응을 일으킨다. 근육이 틀어지면 그에 연결된 척추 혹은 뼈도 변형을 일으키게 된다.

뼈가 충격을 받아 변형이 일어난 경우에도 혈액순환에 장애가 생기고, 모세혈관에 어혈이 생기거나 막힐 수 있다. 혈액이 공급되지 않으면 근육에 통증이 오고 틀어지면서 뼈의 변형이 더욱 심해진다.

뼈나 근육이 틀어지면 그 속에 있는 혈관과 신경이 압박을 받게 된다. 마치 수도꼭지에 연결된 고무 호스가 꼬이면 물이 원활하게 흐르지 못하는 것과 같다. 통하면 아프지 않고, 통하지 않으면 아프다는 말은 인체 모든 부분에 적용되는데, 골격과 관련해서는 더욱 그렇다.

요즘 사람들 사이에서 급격하게 증가한 거북목도 경추 이상으로 일어난 현상이다. 잘못된 자세를 지속하다 보니 목이나 어깨의 근육과

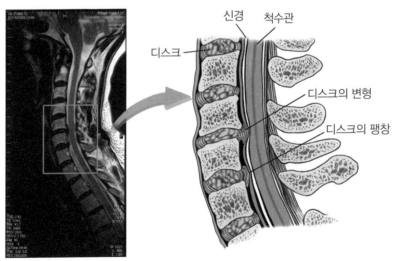

● 골격에 의해 혈관이 압박받게 되면 혈액의 흐름에 장애가 생기고, 이는 병증으로
  연결된다.

인대가 늘어나게 되고, 그것이 목뼈의 틀어짐을 일으키게 된 것이다. 이는 평소 컴퓨터 모니터나 스마트폰을 많이 보는 사람, 낮은 위치에 있는 모니터를 내려다보는 사람에게 많이 발생한다.

거북목은 경추 비틀림이 원인

경추 이상은 대개 목 근육 뭉침으로 시작한다. 머리부터 어깨까지 이어지는 목 근육이 굳어지는 시간이 길어지면 목뼈를 특정 방향으로 이끌게 되고, 결국 틀어지게 된다. 잘못된 자세가 지속되면 이로 인해 목의 근육과 인대가 일자로 바뀌고 뒷목, 어깨, 허리 등에 통증이 생긴다.

뒤에서 보면 등이 굽어 있으며, 목뼈가 틀어져 있다. 특히 다리 길이를 보면 목뼈의 상태를 간단히 확인할 수 있다. 다리 길이가 다르다는 것은 골반이 틀어지거나, 고관절이 빠져 있다는 것을 의미한다. 골반은 척추의 기반이 되는 곳인데, 이곳이 틀어지면 척추는 물론 경추까지 영향을 받는다. 경추가 틀어졌다는 것은 단순히 목만이 아니라 전신에 문제가 생겼다는 것을 의미한다.

허리 통증, 두통, 불면증, 우울증, 주의력결핍 과잉행동장애(ADHD) 등은 경추 이상으로 발생하는 경우가 많다. 부모가 아토피로 인해 필자에게 데려온 아이들의 경우 정신적으로 문제가 있는 경우가 종종 있었다.

"우리 아이는 아토피 때문에 신경이 예민해져서 너무 날카로워요."

우울증이나 주의력결핍 과잉행동장애 등의 증상을 보이는 아이들

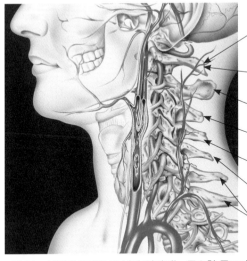

경추 1번: 앞으로 밀린 경우
　　　　－심한 어지럼증

경추 1번: 뒤로 밀린 경우
　　　　－두통

경추 2번: 눈 침침, 두통

경추 3번: 비염

경추 4번: 중이염

경추 5번: 어깨 통증

경추 6, 7번: 디스크

● 경추는 신경과 혈관들이 뇌와 연결되는 중요한 통로다. 이곳의 뼈가 틀어지면 혈관과 신경이 압박을 받아 우울증 등 뇌 질환이 발생한다.

도 많았다. 아토피로 고생하는 아이들의 심리가 정상적인 아이들과 같을 수는 없다. 아이들의 정신적 문제까지 감당해야 하는 부모로서는 더욱 힘든 노릇이 아닐 수 없다.

그런데 간혹 아토피와 전혀 상관없이 우울증 같은 증상을 보이는 아이들이 있었다. 우울증으로 군대도 못 가고 있던 한 청년이 있었는데, 자세히 살펴보니 거북목이 심했다. 부모는 아토피 때문에 우울증이 생겼다고 생각하고 있었다. 그 청년은 카이로프랙틱(Chiropractic)을 통해 척추와 경추를 교정한 후 우울증이 사라졌고, 6개월 후 군대에 입대하게 되었다. 물론 아토피도 좋아졌다.

한 초등학교 2학년 여자 어린이도 비슷한 사례였다. 아토피로 필자를 찾았던 이 아이 역시 거북목이 심했고, 과잉행동장애가 있었다. 이 어린이도 경추 교정을 통해 과잉행동장애로부터 벗어날 수 있었다.

머리가 멍해지거나 띵한 느낌

만성적인 두통도 경추 이상을 의심해 볼 필요가 있다. 뇌에 가장 많은 정보를 전달하는 곳은 목이다. 목뼈에 있는 근육 내의 근방추(筋紡錘)[3]에서 뇌로 전달하는 정보의 양이 가장 많다고 한다.

목뼈가 틀어지면 목에서 뇌로 통하는 혈관이나 신경이 압박을 받게 된다. 압박이 강해지면 혈류와 신경에 장애가 생기면서 기억력 감퇴, 판단력 저하, 두통 등이 생긴다. 머리의 병은 가벼운 두통에서부터 뇌종양까지 천차만별이지만, 그 근본적인 원인은 대부분 혈액순환 장애다.

목 혈관(경동맥)은 그 두께가 6~7mm나 된다. 이 혈관을 통해 끊임없이 영양과 산소를 뇌에 공급한다. 반대로 뇌에서부터 되돌아오는 혈류는 경정맥이라고 한다. 경정맥은 뇌에서 나오는 쓰레기(노폐물)를 회수하고 청소하는 역할을 한다.

목뼈가 어긋나면 머리 쪽으로 가는 혈관도 압력을 받아 혈액의 흐름이 나빠질 수밖에 없다. 그렇게 되면 뇌에 산소와 영양 부족 현상이 일어나 뇌의 기능이 떨어지게 된다. 뇌는 놀랄 만큼 많은 산소를 필

---

3) 근육 내의 감각 수용체로서, 중추 신경계에 근육의 정보를 전하는 센서이자 중추 신경계에서도 근육을 조절하는 신경을 보내는 유일한 센서다.

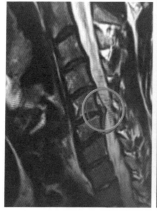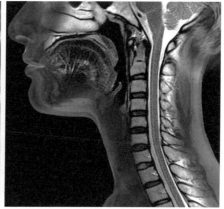

● 경추의 비틀림으로 신경망과 혈관이 눌리면 뇌에 이상이 생길 수 있다. 사진 왼쪽은 신경(척수)과 혈관이 눌려 장애가 생긴 목, 오른쪽은 정상 목.

요로 하기 때문에, 산소 공급이 나빠지면 한순간에 위험해질 수 있다. 머리가 멍해지거나 띵한 느낌이 오는 것도 대부분 뇌의 혈류 부족 때문이다. 피가 심하게 모자라면 의식이 멀어지는데, 이는 뇌의 산소 부족이 빚어낸 결과라고 할 수 있다. 반대로 뇌에 혈류가 돌아가기만 하면 어지럼증, 찌뿌둥함, 근력 저하, 내장기관 기능 저하 등이 눈에 띄게 개선된다.

경추 틀어지면 치매 발생 우려 높아져

목뼈(경추)가 틀어져 혈관이 눌리면 편두통, 목덜미와 아랫목의 통증 및 작열감, 목 디스크로 진행되어 팔이나 손의 힘이 약해지는 증상을 유발하게 된다. 또 쉽게 짜증이 나고 피로해지며, 눈이 자주 충혈

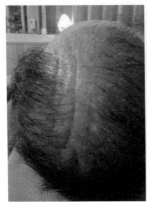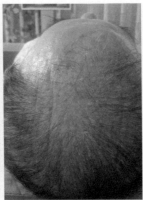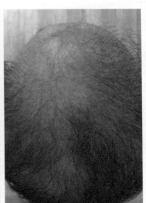

● 경추를 바로잡아 치매를 치유한 사례에서 발견한 흥미로운 사실은, 경추가 틀어져 머리로 가는 혈류가 장애를 받았을 때는 머리에 주름이 생겼는데 혈류가 통하자 주름이 사라지고 피부가 팽팽해졌다는 점이다(사진 제공: 카이로프랙틱 전문가 김성준 원장).

된다. 장기적으로는 치매로 이어질 수 있다. 머리로 가야 할 혈액이 못 가면 뇌의 기능이 떨어지는 것은 당연하다. 처음에는 기억력이 떨어지기 시작하고 점차 건망증이 심해지다 결국 치매로까지 이어지게 된다.

이런 상황에서 두통을 없애거나 치매를 예방하는 데 도움이 된다는 식품이나 약재는 어떨까? 가령 마그네슘이나 철분이 부족해도 두통이 발생할 수 있다. 마그네슘이 부족하면 근육이 긴장하고 경련이 일어날 수 있는데, 그 경련이 뇌세포에서 일어나면 두통이 생길 수 있다. 철분은 혈액에 산소를 공급하는 미네랄인데, 철분이 부족하여 뇌에 산소가 공급되지 않아도 두통이 나타날 수 있다.

경추가 틀어져서 생긴 두통의 경우는 철분이나 마그네슘이 많이 포함된 식품을 먹는다고 문제가 해결되지 않는다. 중요한 것은 문제를 일으킨 근본 원인을 찾아 해결하는 것이다. 목뼈의 이상으로 발생한 문제는 목뼈를 바로잡아야만 해결될 수 있다. 척추와 목뼈를 바로잡아 뇌로 가는 혈류를 소통시켜주는 것이 유일한 해결책이다. 따라서 머리의 병은 경추를 바르게 조정하는 것에서부터 시작되어야 한다.[4] 뇌로 가는 혈액 공급이 줄어들면 두피에 주름이 생기기도 한다. 뇌가 줄어들면 머리도 그만큼 줄어들기 때문이다. 경추를 교정해 혈액 공급이 원활히 이뤄지면 머리의 주름이 펴지고, 뇌의 기능도 다시 살아난다.

하지정맥류는 혈관 압박이 원인이다

하지정맥류로 고생하는 이들이 많다. 하지정맥류는 다리 혈관이 울퉁불퉁하게 튀어나오는 질환인데, 단순한 미용상의 문제로 생각되는 경우가 많다. 하지만 적절한 치료를 하지 않으면 심각한 형태로 진행될 수 있다. 즉, 다리가 무겁거나 자주 저리는 등의 증상부터 부종, 궤양, 만성정맥부전까지 나타날 수 있다.

하지정맥류는 나이나 직업, 성별을 가리지 않는다. 직업상 오래 서 있거나 레깅스 등으로 몸에 압박을 가해 혈액순환이 되지 못할 때 생긴다고 알려져 있지만, 확실하게 밝혀진 바는 없다.

---

4) 고미 마사요시, 『골반 조정 건강법』, 송운하, 오언 옮김(서울: 북피아, 2005), p.142.

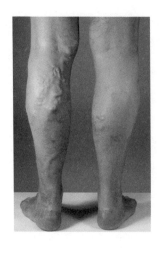
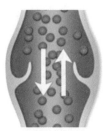
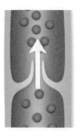

● 의학계에서는 하지정맥류를 판막이 손상되면서 심장으로 가야 할 혈액이 역류하여 정맥이 피부 밖으로 드러나는 것으로 보고 있다. 그렇지만 이는 올바른 진단과는 거리가 멀다. 수술 외에는 다른 치료방법을 제시하지 못하는 것도 이런 이유 때문이다.

판막 손상 vs 어혈

의학계에서는 하지정맥류에 대해, 하지 정맥 내의 압력이 높아질 경우 판막이 손상되면서 심장으로 가야 할 혈액이 역류하여 정맥이 피부 밖으로 드러나는 것이라고 보고 있다.

과연 그럴까? 우선 혈액의 움직임부터 살펴볼 필요가 있다. 혈액은 몸 안의 세포에 산소와 영양소를 공급하고 노폐물은 회수한다. 심장에서 출발한 혈액은 발끝까지 갔다가 다시 심장으로 돌아가야 한다.

정맥은 1분당 5L의 혈류량을 처리하는데, 정맥 혈류가 중력을 거슬러 심장으로 올라가려면 판막의 도움이 필수적이다. 이 때문에 의학계에서는 판막의 고장을 하지정맥류의 원인으로 지목한다. 판막이 고장 나면 혈액이 위로 올라가지 못하고 정맥 내에서 역류한다는 것이다.

한의학에서는 어혈을 원인으로 지목한다. 정맥이 잘 순환하지 못해 피가 머무는 상태에서 혈전이 만들어지며 그에 따라 정맥염이 일어난다는 것이다. 그래서 어혈을 다루어 혈액순환을 개선하는 것이 근본 치료라고 본다.

정맥이 튀어나오게 만든 주범

이처럼 서양의학에서는 판막이 문제라고 하고, 한의학에서는 어혈이 원인이라고 주장한다. 물론 판막 문제일 수도 있겠지만, 판막이 문제라면 판막 이상을 일으키는 원인부터 살피는 것이 순서가 아닐까? 한의학의 시각도 딱히 공감하기 어렵다. 모세혈관이라면 몰라도 정맥혈관에 부분적으로 어혈이 쌓이고, 또 그것이 표피로 두드러지게 나타날 수 있을까?

문제 해결을 위해서는 하지 정맥의 압력을 높이는 원인을 찾는 것이 중요하다. 하지 정맥의 압력을 높이는 이유는 간단하다. 심장까지 혈액을 보내려 하는데, 그것을 방해하는 힘이 있기 때문이다. 혈관을 누르는 주체가 바로 주범이다.

어혈이 정맥을 막아 혈류를 방해할 수 있을까? 어혈이 다리 쪽 혈관에 쌓여 있거나 머물러 있는 것이 가능할까? 만약 문제가 어혈이라면 왜 하필 다리 쪽 정맥에만 어혈이 쌓일까? 그렇게 단순한 문제라면 어혈만 제거하면 간단하게 해결될 것이다. 하지만 현실은 그렇게 간단하지 않다.

골반과 고관절 교정

어혈보다는 골반이 틀어졌거나 고관절(엉덩이뼈)이 빠져서 심장으로 가는 정맥이 압박을 받았을 가능성이 훨씬 높다. 골반은 척추와 하지를 연결해 체중을 지탱하며, 내장이나 자궁, 난소, 방광 등 중요한 장기를 외부 충격으로부터 보호하는 역할을 한다. 만약 골반이 어긋나면 질병에 직접적으로 영향을 줄 수 있다.[5]

여성의 경우 골반이 어긋나면 자궁을 둘러싼 근육 외에 장요근(腸腰筋), 이상근(梨狀筋) 등 골반을 둘러싼 근육이 위축되고, 자궁 속의 혈액순환이 나빠질 수밖에 없다.[6] 골반 속에는 여러 곳과 연결된 모세혈관과 신경이 결합되어 있는데 한 가닥의 신경만 손상되어도 엉뚱한 곳에 통증이 오기도 한다.

골반이 틀어지거나 고관절이 빠지면 걷는 것이 어려울 정도로 힘들어진다.[7] 고관절 부위에는 정맥과 동맥이 지나는데, 고관절이 빠지거나 골반이 휘게 되면 혈관이 눌리는 현상이 발생할 수 있다.

정상적으로 작동하는 정맥이라면 혈액을 심장 쪽으로 밀어 올리기 위해 힘을 쓰는데, 골반에서 혈관이 눌려 있다면 정맥이 튀어나올 수밖에 없을 것이다. 이런 경우에는 단순하게 혈액순환을 개선한다고

---

5) 골반의 상태에 직접적으로 영향을 받는 부인병에는 자궁내막염, 자궁근종, 자궁후굴, 월경불순 등 여러 가지가 있는데, 특히 많은 것이 생리통이다.
6) 고미 마사요시, 『골반 조정 건강법』, pp.85-86.
7) 고관절은 골반과 허벅지 뼈를 연결해 엉덩이와 다리를 잇는 관절이다. 상체를 지탱하고 걷기나 달리기와 같은 다리 운동이 가능하게 하는 부위이기에 문제가 발생하면 일상적인 움직임부터 제약이 가해진다.

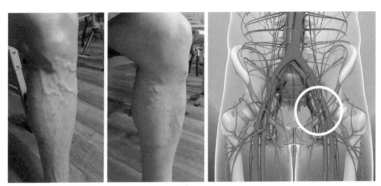

● 우리 몸은 골반 쪽으로 정맥과 동맥이 흐르는데, 골반이 틀어져 정맥이 눌려 압박을 받으면 하지정맥류가 생길 수 있다. 이런 경우에는 골반을 교정해 치유할 수 있다(사진 제공: 카이로프랙틱 전문가 김성준 원장)

해결되지 않는다. 혈액순환 장애가 혈액에 원인이 있거나 혈관이 좁아져 생긴 것이 아니라, 혈관이 눌려 발생하는 것이기 때문이다. 이때는 혈행 개선제보다는 고관절이나 골반을 바로잡아주는 것이 해법이다.

골반이 비틀리면 척추가 휜다

척추가 좌우로 휘어지면 몸 전체가 휜다. 척추가 왼쪽 또는 오른쪽으로 휘어 있는 것을 척추측만증이라 한다. 이런 상태가 되면 양쪽 어깨의 높이와 가슴의 크기가 다르고, 등 뒤에서 보면 척추선이 휘어진 것을 확인할 수 있다. 좀 더 자세히 보려면 똑바로 선 자세에서 90도 정

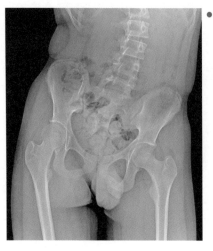

● 골반이 변형되어 한쪽으로 휘면 몸의 수평이 무너지고, 몸의 뼈와 근육들은 도미노처럼 영향을 받는다.

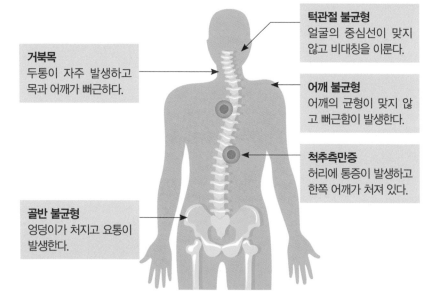

거북목
두통이 자주 발생하고 목과 어깨가 뻐근하다.

턱관절 불균형
얼굴의 중심선이 맞지 않고 비대칭을 이룬다.

어깨 불균형
어깨의 균형이 맞지 않고 뻐근함이 발생한다.

척추측만증
허리에 통증이 발생하고 한쪽 어깨가 처져 있다.

골반 불균형
엉덩이가 처지고 요통이 발생한다.

도 앞으로 구부리게 하면 된다. 그러면 등이 휜 것과 견갑골이나 갈비뼈가 한쪽만 튀어나온 모습을 확인할 수 있다.

가장 아래쪽에 있는 골반은 기초 역할을 한다. 이곳이 한쪽으로 휘면 몸의 수평이 무너지고, 몸의 뼈와 근육들은 도미노처럼 영향을 받는다. 머리의 무게 중심이 한쪽으로 쏠리게 되면 머리를 받치고 있는 경추도 몸의 균형을 잡기 위해 머리의 반대 방향으로 기울어지게 된다. 경추가 기울어지면 어깨도 이동하는데, 경추가 기울어지는 반대쪽 어깨가 올라가게 된다.

복부비만은 혈류 장애가 원인

골반이 틀어지면 요추(要樞)가 틀어지고, 요추가 틀어지면 흉추(胸椎)에서 경추(頸椎)까지 틀어진다. 마찬가지로 경추가 틀어지면 흉추에서 요추까지 틀어지고, 이는 골반 불균형으로 이어진다. 고관절이 빠져도 척추 전체가 틀어진다.

골반은 몸의 상체와 하체를 연결하는 핵심 부위로 다리를 움직일 수 있게 하고 체중을 지탱하는 역할을 한다. 골반이 틀어지면 신경과 혈관이 눌리면서 순조로웠던 혈액순환과 신진대사가 정체된다. 혈류가 정체되면 골반 주변부인 복부와 하체에 노폐물이 쌓이게 된다. 그렇게 되면 하복부에 지방이 쌓이게 되어 뱃살이 늘어난다.

다음은 골반 틀어짐을 알 수 있는 현상이다.

- 바지나 치마가 한쪽으로 돌아간다.
- 신발 굽이 한쪽 부분만 많이 닳는다.

- 팔다리의 길이가 다르다.
- 양쪽 어깨가 수평이 아니다.

체중에 비해 유독 배가 나와 보이거나 엉덩이가 처져 보인다면 골반의 변형을 의심할 필요가 있다. 골반이 틀어지면 유기적인 관계에 있는 척추는 물론이고, 하체에도 영향을 미치게 된다. 골반이 틀어진 방향에 따라 허리뼈 압박과 요추 전만증, 휜 다리 등의 체형 불균형으로 이어질 수 있다. 상태가 좀 더 심하다면 요통, 골반 통증도 빈번하게 나타날 수 있으며, 목과 허리 등에서도 통증이 발생한다. 나아가 고관절, 대퇴골이 변형될 수 있고, 허리디스크와 척추측만증 등 척추 질환을 유발할 수도 있다.

턱관절이 틀어지면 얼굴도 틀어진다

골반이나 경추 등 어느 한쪽이 틀어지면 척추 전체가 틀어진다. 이런 상태가 되면 턱관절도 한쪽으로 틀어지는 현상이 벌어진다. 아래턱이 한쪽으로 틀어지면 경추(1, 2번)도 서서히 틀어져 안면 비대칭이 된다. 경추가 틀어져도 아래턱이 영향을 받는다.

안면 비대칭은 골반, 척추, 경추로 이어지는 턱관절과 연관되어 있다. 따라서 척추, 골반, 하체, 경추, 턱관절 등의 틀어짐이 원인인 경우가 많다. 사람들은 자신의 얼굴이 틀어졌다는 사실도 잘 모르고 살아간다. 그러나 조금만 주의 깊게 거울을 보면 자신의 얼굴은 물론 척추 상태도 금세 알아챌 수 있다.

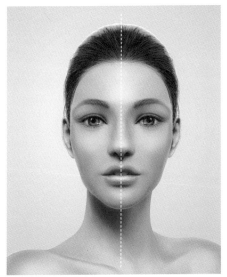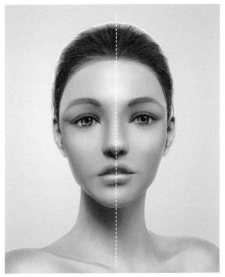

● 얼굴이 조화롭게 잘 정돈된 사람은 드문 편이다. 사진을 찍으면 얼굴이 비뚤어져 보이는 사람이 많이 있으며, 유명 연예인들도 얼굴이 좌우 비대칭인 사람이 많다.

그렇다면 조화롭고 정돈된 얼굴의 조건은 무엇일까?
● 콧대가 비뚤어지지 않고 바로 서 있다.
● 좌우 눈이 수평을 이룬다.
● 좌우 귀가 같은 높이에 있다.
● 좌우 입이 수평을 이룬다.

척추 비틀림이 이명(耳鳴) 유발

턱관절은 뇌신경과 혈관의 이동 통로이기도 하다. 턱관절 주변에는 12개의 뇌신경 중 9개의 뇌신경이 지나간다. 그렇기 때문에 턱관절에 문제가 생기면 턱관절 사이를 관통하는 중추신경 중 9개의 신경 가닥이 눌리는 현상이 발생한다.

9개의 뇌신경 중 어떤 뇌신경이 주로 압박되느냐에 따라 다양한 형태의 증상이 나타나게 된다. 귀에서 소리가 들리는 이명도 매우 빈번하게 발생하는 증상이다.[8] 턱관절과 연결되어 있는 경추도 이명에 직접적으로 영향을 준다.

경추 1번이 옆으로 벗어나면 벗어난 쪽의 귀가 침범을 당해 이명을 일으킨다. 입안의 이관(耳管)으로 통하는 구멍이 막혀 혈액순환이 장애를 받아 생기는 것이다. 즉, 이관으로 통하는 모세혈관의 흐름에 장애가 생겨 경련을 일으키고, 그 소리가 고막으로 전해져 귀에서 소리가 나게 되는 원리다.[9]

껌 씹기 운동

얼굴은 온몸의 결정체다. 작고 균형 잡힌 얼굴을 원한다면 몸 전체의 균형을 바로잡아 주는 것이 중요하다. 그러나 완벽하게 개선하기란 어렵다. 흥미로운 것은 우리 몸의 반응이다. 한 가지만이라도 호전되면 의외로 여러 증상이 함께 좋아질 수 있다.

얼굴은 턱관절의 상태에 따라 매우 큰 영향을 받는다. 턱관절에 부담이 생기면 얼굴이 커지고, 눈 밑의 기미가 심해지고, 눈꼬리에 주름

---

8) 이명은 여러 원인으로 발생할 수 있는데, 턱관절 이상으로 생긴 이명인지 아닌지 알아보는 방법은 다음과 같다. 먼저 새끼손가락을 양쪽 귓속에 넣고 입을 벌렸다 다물었다 한다. 입을 다물 때 손가락 끝에서 조이거나 '탁' 치는 증상이 있으면 턱관절 장애를 의심해 볼 수 있다. 손끝에 부딪히는 것이 턱뼈 끝의 과두가 만나는 턱관절이다.
9) 고미 마사요시, 『골반 조정 건강법』, p.146.

이 생기기 시작한다. 관절이 휘면 관절 주변의 수많은 모세혈관과 신경이 압박을 받아 혈류에 장애가 생기기 때문이다.

작고 깨끗한 얼굴을 원한다면 틀어진 가슴과 턱관절을 교정하는 것이 우선이다. 턱관절을 교정하는 데 도움이 되는 간단한 방법이 있다. 껌을 씹는 것이다. 그러면 쉽게 턱관절의 긴장을 풀어줄 수 있다.

껌을 씹으면 얼굴 주변의 근육뿐 아니라 내부 근육의 균형을 잡는 데 도움이 된다. 껌은 한쪽으로만 씹지 말고 양쪽으로 씹어야 한다. 또한 너무 오래 씹는 것은 턱관절에 무리를 주기 때문에 한 번에 10~15분 정도에서 멈추는 것이 좋다. 물론 심하게 틀어진 경우라면 껌 씹는 운동으로 교정하기는 어렵다.

안면 비대칭, 이명, 복부비만 등이 있다면 척추를 살펴볼 필요가 있다.

혈류가 통하면 몸도 바로 선다

얼굴이 이상하다고 생각된다면 척추나 골반의 상태를 점검해 볼 필요가 있다. 얼굴의 교정은 척추 전반을 살펴야 하는데, 머리뼈의 교정과 함께 다뤄야 한다. 머리뼈는 견고하고 정밀하게 맞춰져 있지만, 다른 관절과 마찬가지로 일단 틀어지거나 어긋나면 몸에 나쁜 영향을 미치게 된다. 머리뼈는 하나로 이뤄져 있는 것이 아니라 모두 23개의 뼈가 조합을 이뤄 형성되어 있다.

머리뼈가 틀어지면 제일 먼저 나타나는 증상이 두통이다. 턱관절이 틀어지는 현상도 나타난다. 어깨 결림도 나타날 수 있다. 승모근이 긴장하면서 가슴도 틀어질 수 있다. 가슴이 틀어지면 심장에 부담을 줄 수 있다.

피부가 좋아지면 내장 교정도 가능

뼈가 비뚤어져도 내장의 이상을 초래할 수 있고, 반대로 내장의 이상이 뼈의 이상을 초래하기도 한다. 이는 뼈가 병의 근원이 되기도 하고, 치료의 열쇠가 되기도 한다는 것을 의미한다.

예를 들어 내장에 문제가 생기면 특정 피부에 반응이 나타나는데, 이때 피부 문제를 개선하면 내장의 문제가 개선되기도 한다. 내장 문제가 개선되면 틀어진 골격도 어느 정도는 제 위치를 찾아간다.

혈관이 뚫리면 몸의 틀어짐도 개선되고 통증도 사라진다. 반대로 혈액순환이 안 되면 내장의 기능이 떨어지고 몸이 틀어지게 된다. 몸이 틀어지면 통증이나 결림이 나타난다. 이처럼 내장과 피부가 상관관계를 이루는 현상을 '내장체벽 반사'라고 한다. 이 내장체벽 반사 현상을 이용하면 내장의 기능을 개선할 수 있다. 동양 의술에서 흔히 사용하는 침이나 뜸, 마사지, 지압 등이 바로 이러한 내장체벽 반사 현상을 이용한 것이다.

'카이로프랙틱'으로 교정하라

얼굴의 비대칭이나 머리뼈를 스스로 교정하기란 거의 불가능하다. 척추를 비롯한 뼈들을 바로잡아야 하기 때문이다. 빠른 효과를 보려면

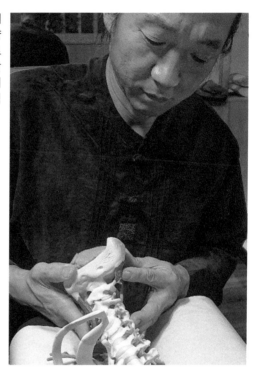

● 척추 비틀림은 간단하게 확인할 수 있는데, 만약 척추가 휘었다면 카이로프랙틱 등을 통해 교정받는 것이 가장 빠른 방법이다. 사진은 카이로프랙틱 전문가 김성준 원장.

교정을 받는 것이 좋은데, '카이로프랙틱'(Chiropractic)이 가장 효과적인 듯하다.

'카이로프랙틱'은 약물을 사용하거나 수술하지 않고 예방과 유지의 측면에 역점을 두어 신경과 근골격계를 복합적으로 다루는 치료방법이다.[10] 미국에서는 정식 의료법으로 인정받고 있지만 아직 국내에서

10) '카이로프랙틱'(Chiropractic)은 그리스어에서 파생되었는데, 이는 손을 뜻하는 '카이

는 그렇지 못하다. 주위에서 수소문해 치료하는 곳을 찾을 수밖에 없는 한계가 있으나, 뼈 문제를 해결하는 데 매우 뛰어난 방법이다.

굴절 운동으로 척추를 교정한다

나이가 들면 등이 구부정해지는 것은 노화에 따른 자연스러운 현상이다. 척추를 받치는 배 근육과 등 근육을 중심으로 온몸의 근육이 약해지고, 추간판이 얇아지거나 골다공증으로 뼈가 약해지는 것도 한 원인이다.

굽은 등을 원래 상태로 되돌리기는 매우 어렵기 때문에, 등이 구부정해지기 전에 사전에 예방하는 것이 중요한데, 이는 평소 생활 습관에 달려 있다. 평소에 어떤 자세로 생활하느냐에 따라 등이 굽은 정도가 달라지게 된다.

가장 단순하면서도 효과적인 예방법은 바르게 앉거나 서는 것이다. 의자에 앉거나 서 있을 때 항상 바른 자세를 취하고, 척추를 바로펴고, 얼굴은 정면을 향하는 습관을 가지도록 노력한다.

잠을 잘 때의 자세도 매우 중요하다. 요와 매트는 약간 딱딱한 것이 좋고, 베개는 낮은 것이 좋다. 낮은 베개를 목 아래에 놓고, 천장을보고 반듯한 자세로 자면 등이 뒤로 젖혀진 상태가 된다. 이렇게 되면

로'(chiro)와 치료를 뜻하는 '프락시스'(praxis)의 합성어로, 신경과 근골격계를 복합적으로 다루는 치료방법이다.

등이 구부러지는 것을 막는 효과가 있다. 새우등을 예방하기 위해서는 틈틈이 등 스트레칭을 해주는 것이 필요하다.

이와 함께 인체의 골격을 바로잡고 몸 전체의 근육을 강화하는 간단한 방법이 있다. 바로 108배다. 우리 시대의 큰 스승이었던 성철 스님이 유난히 강조한 것도 절하기였다. 그는 자신을 찾아오는 사람들에게 먼저 3천 배를 하도록 요구했다. 성철 스님 자신도 평생을 108배 수행으로 몸을 다스렸다고 한다. 일반적으로 절은 무릎 등의 관절에 무리를 준다고 생각하지만, 사실은 올바른 자세로만 하면 오히려 관절에 도움을 주는 굴절 운동이다.

절 운동의 효과

오래전 KBS 1TV에서 방영한 프로그램 〈생로병사의 비밀〉 '뇌를 깨우는 108배' 편에서 한 뇌성마비 4급 장애인 여성은 절을 통해 건강을 되찾았다고 말했다. 어렸을 때 뇌성마비 진단을 받은 이 여성은 성철 스님을 만나기 위해 사흘에 걸쳐 3천 배를 올렸다. 그리고 스님으로부터 하루에 꼭 1천 배씩 하라는 말을 들은 후 매일 그것을 실천했다. 그러자 제멋대로 움직이던 팔과 다리가 어느 순간 자리를 잡았다고 한다. 그녀는 "절을 하면 손과 발, 다리, 배 등 몸 전체가 따뜻해지고, 반대로 머리는 산속 공기를 마신듯이 청량해진다"고 말했다.

또 당뇨 환자들과 주의력이 부족한 학생들을 대상으로 절 운동을 하기 전과 후를 2개월간 실험한 결과, 대부분의 당뇨 환자가 혈당 수치가 내려가 혈당약 복용을 중지하거나, 학생들의 경우는 스트레스가

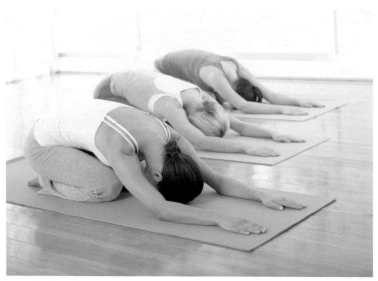

● 108배는 요가의 동작과도 일치하며, 비뚤어진 몸을 교정해 주고 몸의 체형을 유지
해 주는 특별한 효과가 있다.

감소하는 등의 효과를 보였다.

　SBS TV 〈SBS스페셜〉 '0.2평의 기적, 절하는 사람들'에서는 척추가
30도나 굽어 있던 척추측만증 환자가 절 수행을 시작한 지 두 달 만에
20도로 확연히 개선된 것을 볼 수 있었다. KBS 1TV 〈생로병사의 비
밀〉 '108배의 수수께끼' 편에서도 뇌 손상으로 편마비가 있던 사람이
절 수행으로 골반이 수평으로 균형 상태가 되고, 목디스크 판정을 받
은 환자도 일자형이던 목이 'C' 자형으로 바뀐 것이 증명되었다.

신장 강화에 도움

절은 신체를 강건하게 하는 것은 물론 마음까지 다스려준다. 절은 발가락부터 머리까지 몸의 전부를 사용하는 전신 운동이다. 반복적인 동작으로 전신의 관절을 유연하게 하고, 오장육부를 활성화하며, 기혈을 원활하게 순환시키는 효과를 가져온다.

절을 할 때 몸을 구부리면 자연적으로 발가락 전체가 운동이 된다. 엄지발가락에는 비장과 간 기능을 좋게 하는 경락이 있다. 108배는 이런 경락들을 자연스럽게 자극한다. 발바닥 가운데 있는 용천혈도 자극해 신장 강화에 도움이 된다. 신장이 강해지면 요통이나 정력이 좋아지게 된다.

또한 절 운동은 시간과 장소, 비용에 구애받지 않는다는 장점이 있으며, 근육 발달에도 도움이 된다. 허리를 굽히는 동작에서는 종아리와 정강이, 대퇴부, 복부, 허리의 근육을 강화할 수 있으며, 손과 무릎이 땅에 닿는 동작에서는 대퇴부와 복부, 상완부의 근육이 강해진다. 매일 규칙적으로 108배를 하면 고혈압, 저혈압, 위장병, 변비, 요통, 신경쇠약, 정신질환, 정력 등에 대단히 좋다. 각종 질병을 예방하는 데는 더욱 탁월한 효과가 있다.

비뚤어진 몸 교정

절은 디스크와 척추 교정, 체형 유지에도 효과가 좋다. 다른 운동들과 비교되는 절 수행의 가장 큰 특징 중 하나는 몸의 좌우를 균형 있게 움직이는 운동이라는 점이다. 따라서 절 수행이 디스크 환자나 척추측만증 환자 등의 비뚤어진 몸을 교정해 주고 몸의 체형을 유지해 주는 효과가 입증되고 있다.

이 외에도 절 운동은 자연스럽게 복식호흡을 하게 만든다. 복식호흡은 부교감신경을 활성화해 심신의 안정을 이끌 수 있고, 복압을 증대시키고 흉식의 압력을 떨어뜨려 심장에 많은 혈액을 공급하도록 해 준다.[11]

앞서 언급한 〈생로병사의 비밀〉에서도 절 수행자를 대상으로 실험한 결과, 절을 하기 전에는 호흡의 길이가 2.9초였던 것이 절이 끝나갈 무렵에는 4.2초까지 길어지고, 아울러 집중력도 증가한 것을 볼 수 있었다.

절하는 방법은 단순하다. 처음부터 호흡에 너무 신경 쓸 필요는 없다. 부자연스럽던 호흡도 계속 하다 보면 저절로 자리를 잡는다.

---

11) 절 운동군과 걷기 운동군과의 비교 실험에서, 걷기 운동군은 운동 후 단전의 열이 떨어진 데 비해, 절 운동군은 단전의 열이 유지됨으로써 절 수행의 복식호흡 효과가 증명되기도 했다. 절 운동은 운동 강도와 에너지 소비량으로 추정해 볼 때, 걷기 운동보다 더욱 탁월한 유산소 운동이라는 것이 입증된 것이다.

모세혈관도 모르고 **건강관리** 한다고?

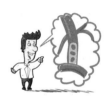

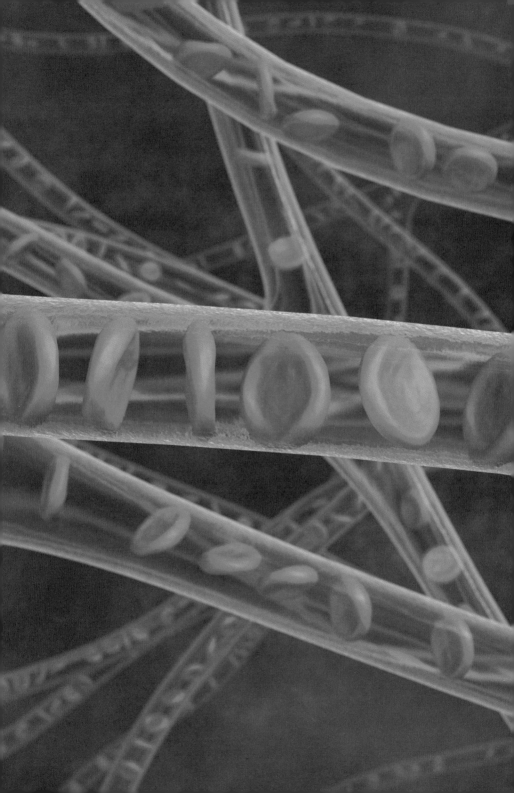

3

영양
건강한 혈액을 위한
먹을거리

혈액이 부족해도 모세혈관이 막힌다

맑고 깨끗한 피가 전부는 아니다. 피가 아무리 맑고 깨끗하다 해도 혈액량이 부족하면 아무 소용이 없다. 부족한 혈액을 억지로 순환시키려 하면 어지러움이나 구토 같은 증상이 나타날 수도 있다.

　혈액 부족으로 몸에 이상이 생긴 사람들은 다양한 노력을 한다. 그런데 그 노력은 대체로 혈류를 개선하는 쪽으로 집중된다. 오메가-3 지방산이나 은행잎 추출 성분의 영양제를 복용하기도 하며, 물을 많이 마시기도 한다. 또 혈전을 방지하는 데 도움이 된다는 양파나 혈관을 확장하고 혈액순환을 개선한다는 채소, 혈액순환에 도움이 된다는 너트류 등을 먹기도 한다.

혈액이 부족하면 혈류 개선 무의미

그런데 이런 방법은 혈액이 탁한 사람을 위한 것이다. 혈액량이 근본적으로 부족한 상태에서는 혈관을 확장하고 혈류만 개선하면 오히려 문제가 된다. 영양분이나 영양제를 아무리 열심히 섭취해도 온몸 구석구석까지 잘 전달되지도 않는다. 병원에서는 혈액량에 대해서는 관심이 없다. 철분 등의 성분 함량을 통해 혈액량을 추정할 뿐이다.

　대부분 혈액이라고 하면 철분만을 생각하기 쉽다. 물론 신진대사 과정에서 철분은 필수적인 성분이다. 철분은 허파로부터 산소를 운반하여 혈관을 통해 몸 구석구석 필요한 곳까지 전달한다. 효소를 만드는 주원료도 철분이다. 해독작용은 물론 당분을 에너지로 전환하는 작용도 철분의 역할이다. 빈혈 증상이 나타나면 철분 보충제부터 찾는 것도 이런 이유 때문이다.

철분 보충제의 위험성

그렇지만 철분 보충제는 위험성도 높다. 모든 생명체는 철분을 좋아한다. 기생충도 철분을 노린다. 박테리아나 균류, 원생동물에게 혈액은 철분 노다지다. 철분 보충제를 과다 복용하는 것은 이들에게 잔칫상을 차려주는 격이다. 빈혈이라고 해서 철분 보충제를 떠올릴 필요는 없다. 이보다는 철분이 많이 들어 있는 식품을 먹는 것이 바람직하다. 언제나 중요한 것은 일정한 비율로 형성된 균형이다. 식품으로 섭취하면 균형이 저절로 맞춰진다.

혈액의 대부분은 철분이 아니라 단백질이다. 그래서 혈액 내에 단백질이 줄어들면 바로 혈액의 양과 질이 나빠진다. 한의학에서는 혈액량이 부족한 것을 혈허(血虛)라고 하고, 이를 혈류가 악화되는 근본적인 원인으로 지목한다. 『동의보감』은 혈허로 인한 병에 대해 다루고 있는데, 부인병의 대부분이 이 혈허에서 비롯된다고 언급하고 있다.

> "마른 사람은 대부분 혈허로 인한 것이다. 때로 가슴이 두근거리는 것을 느끼는 것도 혈허로 인한 것이다."[1]

---

1) "丹溪曰, 驚悸者, 有時而作. 血虛者, 宜朱砂安神丸, 有痰者, 宜加味定志丸. 大槪屬血虛與痰, 瘦人多是血虛, 肥人多是痰飮. 時覺心跳者, 亦是血虛"(『東醫寶鑑』《內景》篇 卷1 神).

"월경을 할 때가 지났는데 하지 않는 것은 혈허다."[2]

"소변불통은 기허·혈허에 속한다."[3]

저혈압이 더욱 위험

혈액 부족은 저혈압의 원인이 되기도 한다. 혈액 부족으로 저혈압이 생기는 사람들이 의외로 많지만 그것을 심각하게 생각하는 경우는 별로 없다. 저혈압은 진단 기준도 없고 약도 없다. 하지만 저혈압을 결코 가볍게 생각해서는 안 된다. 아침에 일어나기 힘들고 몸이 무겁게 느껴지는 증상 외에도 어깨 결림, 두통, 어지러움, 이명 등을 일으키기도 한다.

혈액량이 적어지면 혈류의 속도도 느려지게 된다. 유속이 느려지면 모세혈관이 먼저 막힌다. 모세혈관이 막히면 고지혈증이 생기거나 혈액 속의 어혈이 많아지게 된다. 이런 상황이 벌어지면 신장 혈관에 문제가 생긴다. 뒤이어 신부전증이나 고혈압 등이 나타날 수 있다. 혈액 부족이 모세혈관을 막히게 하고, 고혈압까지 유발할 수 있다는 것이다.

---

2) "過期不來, 是血虛, 宜通經四物湯. 又四物湯, 加黃芪·陳皮·升麻·人參"(『東醫寶鑑』
≪內景≫篇 卷3 胞).

3) "小便不通, 屬氣虛血虛"(『東醫寶鑑』≪內景≫篇 卷4 小便).

▶ 혈액이 부족하면 나타나는 증상

증상	설명
두통	머리로 가야 할 혈액이 부족하면 두통이 올 수 있다. 경추 이상(거북목)이 없다면 혈허를 의심해 볼 필요가 있다.
만성 피로	혈액이 부족하면 세포로 공급되는 산소와 영양이 부족해지고 만성적인 피로가 생길 수 있다.
불면증	뇌세포에 산소가 공급되지 못하면 불면증이 나타날 수 있다.
신경쇠약	혈액 부족으로 뇌세포의 기능이 떨어지면 신경쇠약이 나타나고 쉽게 짜증이 난다.
저혈압	혈액이 부족해지면 자연스럽게 혈압이 낮아질 수 있다.
위염, 소화불량	위장의 세포 재생이 늦어지고, 소화에 장애가 생긴다.
가려움	스멀거리는 가려움은 혈액 부족에서 시작될 수 있다. 물론 대부분의 가려움은 독소의 침입으로 인한 모세혈관의 오염이 원인이다.
손·발톱 부실	인체 말단으로 보내는 혈액이 부족해져 손·발톱이 부실해진다.
눈 주위 검게 변함	다크서클은 혈액의 오염이나 부족함을 보여주는 현상이다.
추위에 약함	혈액의 주된 역할이 체온 조절과 유지다. 혈액이 부족하면 추위에 약해진다. 손발이 차고 저리는 현상도 동반된다.
상처 회복 느림	상처는 세포 재생이 활발해야 빨리 회복된다. 혈액이 부족하면 세포 재생이 늦어져 상처 회복도 늦어진다.

혈액 생성에 좋은 소의 간

그렇다고 너무 걱정할 필요는 없다. 혈액이 제대로 만들어지고 혈액량이 늘어나면 혈액이 잘 돌고 원활하게 흐르게 된다. 혈액이 만들어지지 않는 이유는 위장의 기능 저하에서 시작된다. 위장이 약해지면 영양소를 제대로 흡수할 수 없다. 혈액의 원료가 몸으로 들어오더라도 위장에서 분해하지 못하면 장에서 흡수하지 못하기 때문이다. 『동의보감』에서 병을 다스릴 때 가장 먼저 살펴야 하는 곳으로 위장을 꼽는 것도 이런 이유 때문이다.[4]

위장 기능 개선에 대해서는 뒤에서 자세히 다루기로 하고, 여기서는 혈액 생성을 돕는 소간을 소개하고자 한다. 소간에는 피를 만드는 좋은 성분들이 많이 들어 있으며, 비교적 부드럽고 소화가 잘 돼 육류 섭취가 부담되는 사람에게 도움이 된다. 육류는 같은 양을 섭취해도 비타민B12의 흡수율이 소간에 비해 낮은 편이다. 소간에는 기본적으로 비타민B12가 풍부하기 때문에 혈액 생성, 빈혈에 좋으며, 신경 세포 재생에도 도움이 된다. 또 소간은 철분과 엽산 등 혈액에 관련된

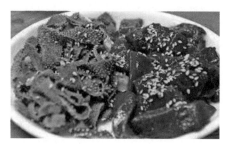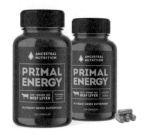

● 한국인이 즐겨 먹는 소간과 천엽. 소간을 직접 먹는 것이 부담스럽다면 캡슐로 된 제품을 활용할 수 있다.

---

4) "병을 치료할 때는 … 위기(胃氣)를 손상하지 않는 것이 중요하다. 혈병에도 먼저 기를 고르게 한다. 기가 고르지 않으면 혈이 흐르지 않기 때문이다"(凡治雜病, 先調其氣, 次療諸疾, 無損胃氣, 是其要也. 若血受病, 亦先調氣, 謂氣不調則血不行. 又氣爲之綱, 卽夫也. 夫不唱, 婦不隨. 『東醫寶鑑』≪雜病≫篇 卷1 用藥).

영양분이 많이 들어 있다. 그 밖에 아연, 비타민B, 단백질도 풍부하므로 영양학적으로도 매우 좋다.

소간을 직접 먹는 것이 부담스럽다면 캡슐 제품을 구매해 섭취해도 된다.

위장이 좋아야 혈류가 좋아진다

우리 몸은 우리가 먹는 음식으로 만들어진다. 『동의보감』≪내경≫편에서도 사람은 음식을 먹어야 살 수 있고, 그것을 소화할 수 있는 위장이 몸의 중심이 된다고 말하고 있다.

"음식이 생명의 근본이다. 비위는 토(土)에 속하고 수곡을 받아들이는 것을 주관하므로 사람의 근본이 된다."[5]

그런데 위장의 기능이 제대로 작동하지 않으면 좋은 음식을 먹어도 아무런 의미가 없다. 약이나 건강식품을 먹어도 효과를 보지 못한다. 제대로 흡수되지 않기 때문이다. 영양분이 소화·흡수되지 않으면 혈액을 만들 수 없고, 혈액이 부족하면 세포도 재생되지 못한다. 위장의 힘이 약해진다는 것은 생명력의 원천이 약해진다는 의미다.

---

5) "人無根本, 水食爲命. 盖脾胃屬土, 主納水穀, 人之根本也"(『東醫寶鑑』≪内景≫篇 卷 3 胃腑).

모세혈관에 좌우되는 위장

건강을 되찾고자 할 때는 먼저 위장과 장을 살펴야 한다. 위와 장이 건강해야 혈액이 원활하게 만들어진다. 혈액의 생산이 왕성해지면 에너지가 충만해지고, 의욕도 솟구치게 된다. 그렇게 되면 몸 상태가 더욱 좋아지는 선순환이 시작된다.

질병이 잘 낫지 않는 경우에는 위장을 살펴볼 필요가 있다. 위장 기능이 좋지 않으면 병의 회복도 더디다. 위장이 음식을 받아들이지 않으면 생명이 유지될 수 없기 때문이다. 병이 심한 사람이라도 위장의 기운이 있는 사람은 살아난다. 반대로 위의 기운이 없으면 소생하기 힘들다.

위장 역시 모세혈관에 의해 좌우된다. 유해 음식을 많이 먹으면 그 독성에 의해 위 점막의 모세혈관이 유령화되기 시작한다. 모세혈관이 점점 줄어들고 탈락하면 위장 기능이 떨어질 수밖에 없다. 그렇게 되면 음식이 장시간 위에 머물게 되어 더부룩함과 속 쓰림 등이 발생한다.

자극적인 음식이 모세혈관 손상

위장의 기능이 떨어지면 장 기능도 떨어진다. 즉, 변비가 생기거나 숙변이 쌓이게 되고, 치질에도 걸리기 쉽다.[6] 이런 상황이 길어지면 대장에 노폐물이 쌓이고 장기 점막을 통해 온몸으로 퍼진다. 그 결과 두

---

6) 네고로 히데유키, 『모세혈관, 건강의 핵심 젊음의 비결』, 김은혜 옮김(서울: 시그마북스, 2019), p.31.

통, 어깨 결림, 권태감, 만성 피로 등의 증상이 나타난다. 피부도 거칠어지고, 기미나 뾰루지 등 트러블이 생기기도 한다.

위장 모세혈관을 손상시키는 원인은 무엇일까? 정신적인 스트레스 등도 원인이 될 수 있지만 주범은 대체로 나쁜 음식물이다. 화학 첨가물이 많이 들어간 인스턴트 식품, 매운 음식, 진한 커피, 콜라 등을 의심해 볼 필요가 있다. 이들은 모두 위 점막의 모세혈관을 손상시킨다.

그렇다면 손상된 위장 기능을 회복하는 방법은 무엇일까? 『동의보감』 ≪내경≫편에서는 음식 치료를 권한다. 다른 병을 치료할 때도 위장의 기능을 먼저 살린 후, 음식으로 먼저 시작하는 것이 좋다고 말한다. 위장의 기능이 약할 때 함부로 약을 쓰면 위험해질 수도 있다. 위장에는 순수하고 부드러운 기운을 가진 식품이 좋은데, 맵거나 지나치게 짠 음식보다는 담백한 것이 좋다.

좋은 식습관이 위장 재생

누구나 손쉽게 섭취할 수 있는 식품은 양배추다. 양배추는 위궤양을 억제하고 위 점막을 보호하는 설포라판(sulforaphane)부터 위 점막 재생을 촉진하는 비타민K까지 영양소가 다량 함유되어 있다. 비타민K는 위출혈을 막고 위장 질환을 개선하는 데 효과적이다. 양배추에 함유된 비타민U는 궤양성 질환 개선에 도움이 된다고 알려져 있다. 양배추는 생으로 먹거나 삶아서 쌈으로 먹어도 좋다. 치유 목적이라면 양배추환이나 양배추즙을 먹는 것이 효율적이다.

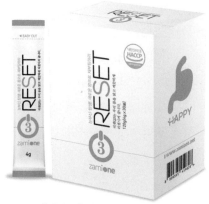
● '리셋Q3' 제품 사진.

이 외에도 산사자, 맥아, 부추 가루, 건생강, 갈근, 창출, 계피 등이 위장 건강에 좋다고 한다. 여러 가지를 섭취하는 것이 번거롭고 귀찮다면 자미원에서 이들을 모아 만든 '리셋Q3'를 간편하게 이용할 수 있다.

위장은 특효 비방 하나로 좋아지는 장기가 아니다. 혈액이 그렇듯이 위장 역시 총체적인 노력이 모아졌을 때 좋아질 수 있다. 유해식품을 피하고 소식, 자연식, 전체식 등의 식생활 습관을 실천할 때 그 결과가 좋아질 수 있는 것이다.

단백질이 혈액을 만든다

우리가 먹는 음식물은 혈액을 만들고, 그 혈액은 건강을 좌우하는 요소가 된다. 영양이 부족한 식단을 고집할 경우 혈액에 문제를 만들 수 있다. 반면 영양이 적절한 식단을 유지하면 좋은 혈액 상태를 유지할 수 있는 것이다. 따지고 보면 병을 만드는 것도 음식이며, 치료하는 것도 음식이다.

단백질이 부족하면 혈액의 질이 나빠질 수밖에 없다. 적혈구와 유전자, 질병에 대항하는 면역세포, 호르몬 등의 원료가 단백질이다. 양질의 단백질을 공급받아야 신진대사도 원활하게 유지할 수 있고, 피부도 재생될 수 있다. 단백질은 세포를 만드는 데 기본 재료가 된다. 또한 우리 몸에 필요한 중요한 물질들을 만들거나 운반하고, 뼈와 근육조직을 만든다.

단백질 제한 식단의 문제

단백질 부족은 노화를 진행시켜 생명까지 단축한다. 단백질이 생명의 영위와 인체의 형성에 직접 관여하는 물질이기 때문이다. 실제로 인체에 단백질이 심하게 부족해지자 그 절반이 1년 후에 사망했다는 보고도 있다.

따라서 단백질 섭취를 제한하는 식단은 문제가 있다. 단백질은 인체 내의 기관, 호르몬, 효소 등 신체를 이루는 주성분이다. 단백질 섭취가 부족하면 위약감이나 피로가 나타날 수 있다. 단백질이 외부에서 유입되지 않을 경우 우리 몸은 항상성 유지를 위해 근육에서 단백질을 가져다 쓴다. 이런 경우 근감소증이 나타날 수 있다.

머리카락이 가늘어지고 손톱이 쉽게 부러지며 피부가 건조해지는 증상이 나타날 때도 단백질 부족을 의심할 필요가 있다. 영양소가 부족하면 건강에 문제가 될 수 있다는 것은 상식이다. 영양 부족으로 문제가 생겼을 경우에는 부족한 영양소를 보충해 주는 것이 해결책이다.

단백질 부족이 수명 단축

단백질이 없으면 비타민이나 미네랄도 제 구실을 못 한다. 우리가 먹는 음식은 위장에서 소화되고 장에서 흡수되어 혈액으로 변한다. 혈액을 결정하는 것은 철분이나 수분이 아니라 단백질인 것이다. 혈액 내 단백질은 알부민으로 존재하는데, 알부민은 수명과 관계가 있다. 알부민이 많은 사람은 수명이 길어진다는 조사 결과도 있다.[7]

그렇다면 하루에 필요한 단백질 양은 얼마나 될까? 자신의 몸무게에서 킬로그램(kg)을 그램(g)으로 바꾼 양으로 생각하면 된다. 체중이 60kg인 사람은 60g의 단백질이 필요하다. 생선 8토막, 달걀 8개, 쇠고기 300g 정도로 제법 많다. 물론 그렇게까지 먹을 필요는 없다. 육체적인 활동이 적은 현대인의 경우 하루 2~3개 정도의 달걀과 생선 한 토막이면 될 것이다.

육식을 권하면 콜레스테롤을 걱정하는 목소리도 적지 않다. 하지만 걱정할 필요가 전혀 없다. 전 세계 18개국의 약 100만 명을 조사한 결과, 포화 지방 섭취량을 줄였을 때 심장병 위험이 줄어든다는 명확한 증거가 전혀 없다는 내용의 논문이 발표되기도 했다.[8] 2017년 영국의 의학지 ≪랜싯≫(Lancet)에도 비슷한 연구 결과가 실렸다. 이 연구는 심근경색이나 심혈관 질환의 사망률과 지방은 무관하다고 보고했다.

---

7) 호리에 아키요시, 『혈류가 젊음과 수명을 결정한다』, 박선정 옮김(서울: 비타북스, 2017), p.30.

8) 이러한 논문들은 2010년 ≪미국임상영양학회지≫(American Journal of Clinical Nutrition)와 『내과학연보』(Annals of Internal Medicine)에 실렸다.

콜레스테롤 섭취는 혈중 콜레스테롤과 무관

우리가 먹는 콜레스테롤은 혈중 콜레스테롤 농도에 거의 영향을 미치지 않는다. 수렵·채집 생활을 하던 우리 조상들은 적어도 현대인이 섭취하는 콜레스테롤과 맞먹는 양을 섭취했을 것이다.

다른 점이 있다면, 그들은 지방이 적고 불포화 지방이 더 많은 야생 동물을 섭취한 반면, 현대인의 식단에는 포화 지방과 인공적으로 만든 식물성 경화유, 트랜스 지방이 포함되어 있다는 것이다. 건강에 문제를 일으키는 것은 이런 나쁜 지방들이다.

콜레스테롤에 대한 연구 결과도 상식과는 다르다. 세계 심장전문의 17명이 콜레스테롤은 건강에 나쁘지 않다는 연구 결과를 발표하기도 했으며,[9] 2015년 미국 농무부(USDA) 식이지침위원회 지침도 바뀌었다. 그 내용을 정리하면 다음과 같다.

"지금껏 우리는 콜레스테롤 섭취량을 하루에 300mg으로 제한할 것을 권고해 왔다. 하지만 2015년의 지침에는 이 권고를 더는 유지하지 않을 방침이다. 여러 연구를 통해 콜레스테롤 섭취량과 혈중 콜레스테롤 수치 사이에 신뢰할 만한 연관성이 없다는 사실이 밝혀졌기 때문이다."[10]

---

9) 이들은 나쁜 콜레스테롤인 저밀도 지단백(LDL) 콜레스테롤도 동맥경화나 심장병을 유발하지 않는다는 연구 결과를 발표했다.

10) 켄 베리, 『의사의 거짓말, 가짜 건강상식』, 한소영 옮김(서울: 코리아닷컴, 2019), p.100.

농무부의 공식 지침은 미국심장협회(AHA, American Heart Association) 및 미국심장학회(ACC, American College of Cardiology)의 입장과도 동일하다. 콜레스테롤은 과다 섭취를 염려할 영양소가 아니라는 것이다.

콜레스테롤의 80%는 우리의 간에서 만들어지며, 음식에서 얻는 것은 20%에 불과하다. 병원에서 처방하는 스타틴 계열의 약이 하는 일은 혈액 속 콜레스테롤 수치를 저하시키는 것이 아니라, 간의 콜레스테롤 생성을 막는 것이다. 긍정적인 측면보다는 부정적인 역할이 훨씬 더 큰 약물이다.[11]

콜레스테롤 분야의 권위자 우페 라븐스코프(Uffe Ravnskov)[12] 박사는 콜레스테롤 수치를 낮추는 것이 옳다고 믿는 상식이 오히려 건강을 해치고 있다고 말한다.[13] 그는 콜레스테롤에 대한 오해가 제약회사

---

11) 스타틴 계열의 약물 복용의 첫 번째 문제는 신경이 손상될 우려가 있다는 점이다. 스타틴 사용자는 그렇지 않은 사람에 비해 신경 손상 가능성이 무려 26배나 높고, 장기 사용 시 암 발생과 심장마비의 위험성을 높일 가능성이 있다. 두 번째 문제는 코엔자임 Q10과 돌리콜(dolichol) 생성을 억제한다는 점이다. 코엔자임Q10은 인체에서 자동차 엔진에서의 점화 플러그 역할을 하는데, 이것이 없으면 우리 몸의 세포는 제 기능을 하지 못한다. 또 돌리콜은 간에서 만든 단백질이 이동하는 것을 돕는 역할을 하는데, 스타틴이 이 돌리콜을 제어하면 우리 몸의 대사 과정은 혼란에 빠진다. 무엇보다 스타틴의 문제는 효과가 없다는 데 있다. 심장마비나 뇌졸중 예방에 대한 스타틴의 효능은 과학적으로 입증된 바가 없다.

12) 의학박사 우페 라븐스코프는 콜레스테롤 저널과 지질 저널의 편집위원이며, 국제 콜레스테롤 회의론자 네트워크인 '씽크스'(THINCS, www.thincs.org)의 위원장이다. 이 단체에는 전 세계적으로 100여 명이 넘는 연구자와 대학 학위자들이 속해 있다.

13) 우페 라븐스코프, 『콜레스테롤은 살인자가 아니다』, 김지원 옮김(서울: 애플북스, 2013), pp.10-18.

와 의학계가 펼친 '콜레스테롤 유해성 운동' 때문이라고 주장하며, 오히려 콜레스테롤이 부족했을 때 심각한 부작용을 겪게 된다는 새로운 과학적·의학적 연구 결과를 제시하고 있다.

노인은 단백질 섭취가 필수

특히 노인들은 고기를 먹어야 한다. 20종의 단백질 아미노산 가운데 9종의 필수 아미노산은 체내에서 만들지 못해 고기로 섭취할 수밖에 없다. 또 노화 방지에 도움이 되는 혈청 알부민은 고기에 많이 들어 있다.

고기에 들어 있는 콜레스테롤 역시 우리 몸에 반드시 필요한 물질이다. 콜레스테롤이 없으면 우리 몸은 세포막과 신경조직을 만들어낼 수 없다. 뇌세포와 신경섬유의 중요한 구성 재료로 신경 자극을 만들어내는 화학반응 역시 콜레스테롤을 기반으로 하기 때문이다.

콜레스테롤은 세포 활동을 돕고, 부신피질 호르몬과 성호르몬, 담즙산을 만드는 재료다. 우리 몸에서 가장 높은 콜레스테롤 농도를 유지하는 조직이 바로 뇌다. 즉, 치매를 우려하는 노인들의 경우 단백질 섭취가 필수적이다.

일본의 시바타 히로시 박사는 오랜 기간에 걸쳐 100세 이상 노인을 조사한 결과, 장수자 중에서 채식주의자는 단 한 명도 없었으며, 오히려 고기를 자주 먹은 사람들이 건강하게 오래 살았다고 밝히고 있다.[14]

---

14) 시바타 히로시, 『고기 먹는 사람이 오래 산다』, 이소영 옮김(서울: 중앙북스, 2014), pp.76-79.

고기는 필수아미노산의 보고(寶庫)다. 동물들은 풀을 먹고도 필수아미노산을 만들어낸다. 인체가 이들 초식동물을 잡아먹음으로써 필수아미노산을 섭취하는 구조를 갖게 된 것은 진화의 산물이다.

인간종합과학대학(人間総合科學大學)의 연구 결과도 동일하다. 구마가이 슈(熊谷修) 교수는 실험 대상군을 세 그룹으로 나눠 관찰했다.

① 매일 80g 정도의 고기를 먹는 그룹(자주 고기를 먹는 그룹)

② 매일 60g 정도의 고기를 먹는 그룹(다소 고기를 먹는 그룹)

③ 매일 40g 미만의 고기를 먹는 그룹(거의 고기를 먹지 않는 그룹)

그 결과 첫 번째 그룹이 세 번째 그룹에 비해 사망 위험이 43%나 낮게 나왔다. 고기의 단백질은 혈관을 튼튼하게 해 뇌졸중 방지에 도움이 되고 면역력을 길러준다.

육류를 먹는 사람들에게는 단백질 결핍증이 생기지 않지만, 채식주의자들에게는 생길 수 있다. 우리에게 필요한 아미노산이 식물들에는 없는 경우가 많기 때문이다.

단백질 보충제는 신장과 간 손상

만약 노인들이 채식 위주의 식단을 고집하면 어떻게 될까? 당장 치매와 근감소증이 우려된다. 육식을 하지 않으면 몸에 필수적인 콜레스테롤이 부족해질 수 있다. 콜레스테롤이 부족해지면 세포가 파괴되어 급성 노화가 일어날 수 있고, 치매가 진행될 수도 있으며, 성기능도 떨어지게 마련이다. 정액과 정자를 만들어내는 원료도 단백질이다.

노화를 지연시키기 위해서는 육식이 필수적이다. 뇌를 활발하게 사용하고 싶다면서 지방과 당질을 꺼리는 것은 모순이다.

단백질 섭취가 중요하다고 하면 인공적으로 만들어진 단백질 보충제부터 찾는 사람들이 있다. 하지만 이것은 절대 금물이다. 몸속에 단백질이 지나치게 많으면 간이 망가진다. 인체에서 만들어지는 단백질 분해물인 암모니아, 요산, 요소 등의 노폐물과 독소가 다량 유입되면 간이 손상될 수밖에 없다. 단백질 대사 과정에서 생긴 독소를 처리해야 하는 신장도 손상을 입는다.

▶ 고기의 특별한 기능[15]

1	세로토닌(우울증 및 자살 예방 작용)의 원료가 되는 트립토판이 풍부하다.
2	지방 연소를 돕는 카르니틴이 풍부하다.
3	항산화 물질인 카르노신이 풍부하다.
4	헴철이 풍부하다.
5	일가불포화지방산이 풍부하다.
6	행복물질인 아난다마이드가 풍부하다.
7	특히 돼지고기에는 비타민B가 풍부하다.

특히 인공적으로 만들어진 분말이나 젤리 형태, 액상 단백질 보충제, 아미노산 보충제 섭취는 절대 권하지 않는다. 비록 그것이 우유나 콩으로 만들어진 것이라 하더라도 신장을 망가뜨리는 것은 다를 바가 없다.

---

15) 시바타 히로시, 『고기 먹는 사람이 오래 산다』, p.81.

간과 신장이 손상되면 독성 물질이 발생한다. 이 독소들은 혈관계를 통해 몸 전체를 순환한다. 그 결과 각종 피부질환, 만성 피로, 두통 등의 흔한 질환을 비롯하여 고혈압, 당뇨병, 심지어 암 같은 만성질환이 발생하게 된다.

채식주의 식단은 혈액 부족을 초래한다

무엇을 먹어야 건강할까? 해답은 단순하다. 인류가 수백만 년 동안 먹고 살아온 방식을 따르면 된다. 우리보다 앞서 살아온 인류가 그런 방식으로 먹고 살며 오늘날에 이르기까지 생존하고 번영하며 자손들을 이어왔기 때문이다.

그렇다면 인류는 무엇을 어떻게 먹어왔을까? 인류는 본질적으로 초식동물이 아니라 잡식동물이었다. 인류는 약 3백만 년 전부터 육식과 채식을 함께 했다. 육식을 하면서 뇌의 용량이 급격하게 늘어나기 시작했고, 원숭이와 결별하게 되었다.

만약 인간이 채식만 지속할 경우 몸은 어떻게 될까? 그 결과를 짐작케 하는 좋은 사례가 있다. 수천 년 동안 채식주의를 계승해 온 인도 브라만[16] 계급의 몸을 보면 된다. 인도 카스트 제도에서 가장 높

---

16) 인도 카스트 제도에서 최고 상위 계급이다. 한자로는 '바라문'(婆羅門)이라 부른다. 이들은 성질이 온순하고 평화로우며 자연과 한 몸이 되어 대화할 수 있다고 한다. 또 수천 년 전부터 기후나 바람을 읽어내는 방법을 전승받아 농민에게 각 작물의 파종 시기

은 지위인 브라만들의 몸을 진료해 온 티베트의 의학승(醫學僧) 다이쿠바라 야타로(大工原彌太郎)[17]에 따르면, 이들은 영양실조로 빈혈기가 있고, 몸은 크지만 야위었으며, 체력도 약하고, 눈이 멍한 사람이 많다고 한다. 또 고기나 생선을 먹지 않기 때문에 정상적인 발육이 어렵다고 한다. 송곳니는 퇴화되어 평평해지고, 치아도 부실하고 잇몸이 약해 40세 정도만 되면 이가 빠지며, 피부 염증도 잦고, 대부분 50세 정도에 노화로 사망한다는 것이다.[18] 이는 결국 우리가 건강을 유지하기 위해서는 동물성 식품과 식물성 식품을 균형 있게 먹어야 한다는 것을 보여준다.

균형 있는 식단이 중요

채식주의를 실천하던 한 여성의 경험에서도 브라만이 겪고 있는 문제가 고스란히 드러난다. 20년간 비건(vegan)으로 살았던 리어 키스는 채식주의의 신화를 고발한다. 그녀는 채식주의를 시작한 지 6주쯤 되자 저혈당증이 왔다고 한다. 3개월 후엔 생리가 멈췄다. 2년이 지나자 이번엔 퇴행성 관절 질환이 찾아왔다. 그리고 온몸이 얼음장처럼 차가워졌다. 의사들은 무엇을 먹는지에 대해 한 번도 묻지 않았고, 증상

를 알려준다.

17) 티베트의 의사이자 의학승으로 인도의 부다가야에서 의료시설을 운영하고 있으며 유니세프 전문관으로 히말라야 주변 지역의 교육 · 의료 시스템 구축에 박차를 가하고 있다. 인도의 브라만 계급의 주치의로 있으면서 이들을 면밀히 관찰하기도 했다.

18) 다이쿠바라 야타로, 『티베트 의학의 지혜』, 박영 옮김(서울: 여강출판사, 1991), pp.139–140.

자체에만 관심이 있었다. 리어 키스의 문제는 영양 부족이었다. 리어 키스는 단백질 섭취로 건강을 회복할 수 있었다. 철저한 채식주의자였던 할리우드 스타 안젤리나 졸리나 나탈리 포트만도 2세 건강과 체력 유지를 위해 최근에 고기를 다시 먹고 있다고 한다.[19]

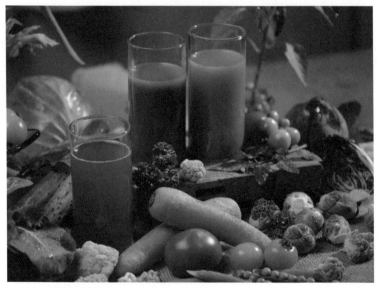

● 육식이 주된 서양인들에게는 채식이 일시적으로 효과가 있을지 모르지만, 한국인이 장기적으로 채식을 하면 문제가 발생할 수 있다.

---

19) 안젤리나 졸리가 고기를 다시 먹는 이유는 6명의 아이를 돌보기 위해 체력을 유지해야 하는 상황에서 계속되는 채식주의 식단으로는 영양분이 부족해졌기 때문이다. 동물 권익 보호를 주장하며 고기를 먹지 않고 모피도 입지 않던 배우 나탈리 포트만도 임신 8개월 차에 접어들자 2세를 위한다며 채식을 포기했다.

채식주의를 실천하는 사람들은 인류가 원래 채식에 더 적합한 생명체이고, 동물성 식품 자체가 인간에게 생물학적으로 맞지 않다고 주장한다. 채소를 열심히 챙겨 먹으면 건강해진다는 믿음은 칼로리 신화와 밀접한 관련이 있다. 칼로리만 낮으면 건강한 음식이라는 생각과도 일맥상통한다.

채소는 냉증 유발

물론 채소에 포함된 미네랄, 식이섬유는 체내에서 에너지를 생성할 때 중요한 역할을 한다. 채소에는 식물성 섬유질이 풍부해 혈당 조절에 도움이 된다. 그렇지만 채소는 주식이 될 수 없다. 다른 영양소와 함께 섭취해야 비로소 제 몫을 하는 성질을 가지고 있다.[20] 채식도 나름의 장점이 많지만, 단점도 무시할 수 없다.

일단 채소는 우리 몸에서 흡수가 어렵다. 우리 몸은 식물의 영양분을 온전히 흡수할 수 없다. 특히 식물의 주성분인 셀룰로스를 분해할 수 없다. 우리는 식물의 씨앗과 열매만 먹을 뿐이며, 그런 것들도 독성을 띠는 것들이 많다. 식물에는 화학물질들이 많은데, 그것은 우리에게 이로운 것도 많은 반면 해로운 것도 많다. 심한 경우 식물을 잘못 먹으면 죽을 수도 있다. 대자연은 그리 단순하지 않다.

또한 생채소는 몸을 차게 만든다. 여성의 약 80%는 빈혈, 냉한 체질, 생리통, 자궁내막증 등의 고민을 안고 있다. 냉한 체질의 여성이

---

20) 무라야마 아야, 『당신이 배고픈 건 착각이다』, 서수지, 이기호 옮김(서울: 시드페이퍼, 2015), p.49.

생채소를 먹는 것은 더욱 좋지 않다. 몸이 차가워지면 혈액순환이 나빠지고 독소가 쌓여 병에 걸리기 쉽다. 찬 음식은 위장 기능도 떨어뜨린다. 그러면 덩달아 장의 기능도 떨어져 변비로 이어진다. 음식물은 체내에서 체온 정도로 따뜻해져야 영양분 흡수가 잘된다.

채소는 익혀 먹는 것이 효과적

채소는 어떻게 먹는 것이 좋을까? 가급적 익혀 먹는 것이 좋다. 식물을 익히면 섬유질 성분이 용해되고 많은 독소가 파괴된다. 인류는 불을 사용하여 영양공급을 개선, 진화의 속도를 증가시켰다.

인간은 익힌 음식에 익숙해지면서 치아가 작아지고, 대장은 짧아졌다. 반면 소장은 길어지고 소화 과정이 빨라졌다. 익힌 음식에 적응하게 된 것이다. 진화론적으로 볼 때, 생식은 이미 오래전부터 인류 식생활의 결정적인 요소에서 빠졌다.[21]

104세의 나이에도 현역 의사로 활동 중인 일본의 다나카 요시오(田中旨夫)는 아침 식사 때 7~8종류의 익힌 채소를 소량의 물과 함께 믹서에 갈아 걸쭉한 스무디로 만들어 먹는다고 한다. 소화도 잘되며 영양가 높은 채소를 섭취하기 위한 방법이라고 한다.

일본 구마모토대학 마에다 히로시 교수도 "채소는 생으로 먹는 것보다 익혀 먹는 것이 적게는 몇 배, 많게는 100배 효과적이다"라고 말한다. 채소를 데치면 부피가 줄어들기 때문에 많은 양을 먹을 수 있

---

21) 데트레프 간텐 외, 『우리 몸은 석기시대』, 조경수 옮김(서울: 중앙북스, 2011), pp.133-134.

다. 이에 비해 생채소는 부피가 크기 때문에 섭취량도 부족해진다. 채소는 하루 300g을 섭취해야 하는데, 생채소 샐러드 한 접시의 양은 100g에 불과하다.

영양 파괴는 걱정할 필요가 없다. 채소에 함유된 비타민C가 열에 쉽게 파괴된다는 걱정은 기우에 불과하다. 시금치를 데치면 비타민C가 1분에 26%, 3분에 52% 정도 손실되는 것은 사실이다. 하지만 어차피 채소의 비타민 전부가 우리 몸에 흡수되지는 않는다. 생채소를 섭취했을 때 흡수되는 비타민C는 많아야 20% 정도다.[22] 따라서 열을 가해 50%가 파괴되더라도 흡수율로 본다면 생채소보다 더 높다.

영양 섭취는 생명 유지의 필수요소다. 영양 섭취가 부족하면 신진대사가 원활해지지 못하며, 치유 체계도 작동되기 어렵다. 효과적인 신진대사를 위해서라도 필요한 영양소가 골고루 공급되어야 한다.

현미식은 조심해야

건강식품의 대명사인 현미도 조심할 필요가 있다. 현미는 혈당을 낮추며, 중금속을 배출하고, 과다한 활성산소를 없애는 역할을 한다. 그러나 현미밥만 먹으면 미네랄이 결핍될 수 있으며, 비소(砒素)의 위험에 노출될 수 있다.

현미의 항암 작용, 혈당 강하, 변비 해소, 항산화 작용 등은 '피트

---

22) 비타민C는 단단한 세포벽으로 둘러싸여 있다. 생채소의 세포벽은 씹는 정도로는 거의 파괴되지 않기 때문에 비타민C의 대부분은 체내를 그냥 빠져나가고 만다. 현미경으로 대변을 관찰해 보면 생채소가 세포의 모양 그대로 남아 있다고 한다.

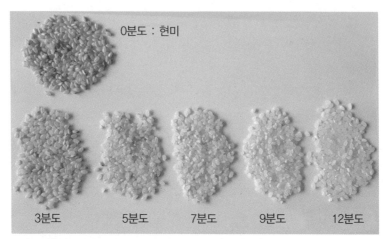

0분도 : 현미

3분도　　　5분도　　　7분도　　　9분도　　　12분도

● 쌀밥의 경우 5~7분도 쌀을 먹는 것이 제일 좋다. 식물의 독소라 할 수 있는 피트산은 곡물의 껍질에 들어 있는 성분으로, 껍질을 덜 벗긴 현미와 통곡물에 많다. 그런 면에서 현미밥을 주식으로 하는 것은 좋지 않다.

산'(Phytic acid)이라는 영양소 덕분이다. 피트산은 곡물의 껍질에 들어 있는 성분으로, 껍질을 덜 벗긴 현미와 통곡물에 많다. 씨앗은 벌레나 병해충으로부터 스스로를 보호하기 위해 겉껍질에 독소를 품고 있다. 겉껍질이 1차 방어막이고 현미 껍질이 2차 방어막이다. 문제는 이 피트산이 미네랄(칼슘, 마그네슘, 아연, 철 등)의 흡수를 막고 몸 밖으로 배출시키는 기능도 한다는 것이다.

　또한 현미에는 비소가 들어 있다.[23] 미량이긴 하지만 꾸준히 먹으

---

23) 물론 국내산 쌀의 비소 함유량은 허용기준치(백미 0.2mg/kg) 이하로 나타났지만, 주의할 필요는 있다. 2022년 경기도에서 조사한 결과, 백미 0.08mg/kg, 현미 0.14mg/kg, 쌀눈 0.16mg/kg, 흑미 0.12mg/kg으로 나타났다.

면 몸에 쌓일 수 있다. 비소가 몸에 쌓이면 면역기능을 공격해 바이러스에 취약해지는 체질이 된다. 쌀밥의 경우 5~7분도 쌀을 먹는 것이 제일 좋다. 3~4분도가 현미이고, 현미를 한 번 더 도정하여 현미 껍질을 벗겨내고 씨눈은 붙어 있는 것이 5분도 쌀이다. 백미는 9~12분도 쌀이다.

현미밥을 먹고 싶다면 물을 이용해 중금속을 없앤 후 먹어야 한다. 조금 뜨겁다고 생각되는 물(약 40℃)에 현미를 불리면 피트산이나 비소 성분을 내보내기 좋은 환경이 된다. 현미를 씻을 때 약 5배의 따뜻한 물을 이용하여 씻어낸 후 밥을 지으면 된다.

두부의 간수가 혈액을 굳게 한다

두부도 조심해야 한다. 두부는 식물성 고단백질 식품으로 아미노산이 풍부하게 포함되어 있다고 알려져 있다. 그런데 두부를 응고시키는 간수에는 비소 성분이 들어 있다. 간수는 소금에 있는 불순물이 흘러나와 만들어진 것이다. 시중에서 판매되는 '친환경 천연 간수'라고 광고하는 것들은 특히 주의해야 한다.

30kg짜리 소금 한 가마니에 3kg 정도의 간수가 들어 있다고 한다. 우리 조상들은 최소한 3년 이상 묵혀 간수를 빼낸 소금을 사용했다. 비소가 포함된 간수가 몸속에 흡수되면 혈액 속의 단백질과 결합, 혈액을 굳게 만든다.

≪치매와 노인인지장애≫(Dementia and Geriatric Cognitive Disorders) 저널에 실린 한 논문에 따르면, 다량의 두부를 주 9회 이상 먹으면 인

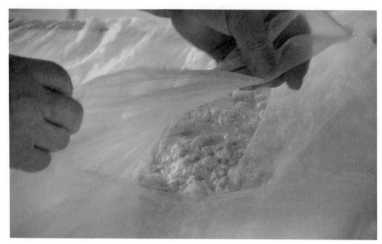

●두부를 응고시키는 간수에는 비소 성분이 들어 있다.

지기능 손상 및 기억력 손실의 위험률이 높아진다고 한다. 반면 콩을
발효한 식품은 기억력을 개선하는 것으로 밝히고 있다.

　따라서 두부를 먹을 때는 과다하게 먹지 않는 것이 좋다. 그리고 먹
더라도 간수 대신 글루코노델타락톤(glucono delta-lactone)²⁴⁾을 사용한
두부를 선택하면 도움이 된다. 글루코노델타락톤은 단백질을 엉겨 붙
게 하는 첨가제로 독성이 없다. 시중에 유통되는 연두부가 그렇게 만
든 것이다.

---

24) 글루코노델타락톤은 포도당을 누룩균으로 발효시키면 만들어지는 글루콘산을 건조
　　해서 얻은 흰색 분말이다. 서양에서는 오래전부터 치즈 생산 등에 많이 쓰던 산성 물
　　질이다.

음식물 전체를 먹으라

인간의 기술은 자연을 조작하는 데까지 이르고 있다. 식품 가공은 물론, 음식 비슷한 것까지 만들어내고 있다. 이렇게 화학적으로 만든 식품은 식품이 아니다. 인간이 먹을 수 있는 것은 '인위적으로 추출한 물질'이 아니라 '전체 음식물'이다.

조상들은 동물의 몸 전체를 먹었다. 동물의 신선한 고기뿐 아니라 지방, 피, 골수 등을 남김 없이 먹음으로써 비타민C, 비타민A, 엽산 등 모든 영양소를 섭취할 수 있었다. 북극에 사는 이누이트가 과일을 먹지 않고도 생존할 수 있는 것처럼 말이다.

자연의 원리에 충실한 음식

동물만 먹고도 건강할 수 있다는 것을 증명한 사례가 있다. 1928년 극지방 탐험가 스테펀슨과 카스튼 앤더슨은 병원의 통제하에 소, 양, 돼지, 닭의 모든 부위(근육, 간, 신장, 뇌, 골수, 지방을 모두 포함)를 먹었다. 두 사람 모두 몇 킬로그램씩 체중이 줄었지만 놀라울 정도로 건강했고, 비타민이나 무기질 결핍증도 보이지 않았으며, 어떠한 이상도 발견되지 않았다. 자연의 원리에 충실한 음식물 전체를 섭취했기 때문이다.

정제하지 않은 곡물, 자연이 재배한 채소, 바닷속 해조류, 미생물이 발효한 식품 등이 자연의 원리에 충실한 음식이다. 일본의 혈액 생리학자 모리시타 케이이치 박사는 "자연 치유력을 높이기 위해서는 인간 본래의 식성에 일치하고, 장 기능을 조절하며, 종합적으로 미네랄 보급이 가능한 일상식을 섭취하는 것이 필요하다"[25]고 강조한다.

자연의 식품은 화학적으로 엄청난 힘이 있다. 인간의 과학으로는 분석하지 못한 수천, 수만 가지의 물질이 상호작용을 일으킨다. 인체는 이 물질들에 대해 수백만 년 동안 적응해 왔다. 그렇다면 어떤 음식이 우리 몸을 건강하게 만들고 병을 치유하는 데 도움이 될까?

가장 단순한 진리는 자연에 가까울수록 좋은 식품이라는 점이다. 자연의 물질에는 생명력이 있다. 그러나 자연의 물질도 인공적으로 추출하면 성질이 변한다. 인간이 먹어야 할 것은 자연에서 온 온전한 음식물이어야 한다.

제7의 영양소 '피토케미컬'

자연은 40억 년 동안 식물 속에 효험이 뛰어난 화학물질인 피토케미컬(phytochemical)[26]을 창조했다. 이것이 우리 몸속에 들어오면 생명력을 상승시킨다. 자연의 상승작용은 자연의 원리다.

자연의 생명체는 야생 상태일수록 강하다. 식물은 스스로를 보호하기 위한 물질을 생산하는데, 야생일수록 강력한 힘을 가진다. 식물이 생산하는 물질은 인간이 활용하기에 따라 약물로 바뀌기도 한다.

---

25) 모리시타 케이이치, 『약 없이 몸 고치는 자연의식』, 손홍란 옮김(서울: 그린헬스힐링, 2013), p.131.
26) '피토케미컬'(phytochemical)은 영어로 식물을 의미하는 '피토'(phyto)와 화학을 뜻하는 '케미컬'(chemical)을 합성한 단어다.

자연의 음식을 먹으면 인체도 자연에 가까워진다. 그것이 건강해지는 원리다. 자연의 질서를 따르는 식품과 건강의 원리는 하나인 것이다. 모리시타 케이이치 박사가 제시하는 미네랄 보급이 가능한 음식은 자연의 식품들이다. 이 식품들에는 비타민, 미네랄, 섬유질뿐 아니라 피토케미컬이 들어 있다.

1980년대 초반, 과학자들은 과학으로 분석할 수 없는 물질들이 식물에 존재한다는 사실을 알아냈다. 이 물질들은 우리 건강에 매우 중요한 역할을 하지만, 현대 과학은 아직 그 실체를 밝혀내지 못하고 있다. 이 물질을 피토케미컬이라 부른다. 현재 피토케미컬은 제7의 영양소로 주목받고 있다. 천연의 채소와 과일은 비타민이나 미네랄과 함께 수천, 수만 가지의 피토케미컬을 지니고 있다. 합성 비타민이 도저히 흉내 낼 수 없는 자연의 신비인 것이다.

음식이 최고의 약

『식품 약학』(The Food Pharmacy)의 저자 진 카퍼(Jean Carper)도, "음식은 21세기에 비약적인 발전을 이룬 약이다. 어머니인 자연이야말로 세상에서 가장 오래되고 위대한 진정한 약제사다. 주류 과학자들도 점점 고대 음식 민간요법과 식이요법의 관행으로 다시 돌아가고 있다"[27]고 말한다.

카퍼의 연구에 따르면, 오늘날의 음식에는 대부분 확인되지는 않았지만 수천 가지의 화학물질이 들어 있다. 그리고 그 음식을 먹을 때

---

27) 랜덜 피츠제럴드, 『100년 동안의 거짓말』, 신현승 옮김(서울: 시공사, 2009), p.220.

마다 약물학적 작용이 일어난다. 음식과 약의 효과가 다른 점은 상승작용에 있다. 인공적인 약은 단일 효과를 내는 반면, 수많은 부작용을 유발한다. 그러나 음식은 수많은 효과를 동시에 낼 수 있으며, 다른 음식과 상승작용까지 일으킨다.

자연식품에 있는 수천 가지의 건강 성분이 상승작용을 일으켜 우리 건강을 유지해 준다. 약초를 비롯한 자연의 산물들은 우리 몸이 필요로 할 때 면역체계를 보필한다. 음식은 병을 치료할 수도, 악화시킬 수도 있다.

히포크라테스도 "자연이 인간을 치료한다. 의사는 자연의 조수일 뿐이다"라며, 식이요법을 질병 치료에서 최우선으로 삼아야 한다고 강조했다. 그러면서 식이요법이 실패했을 때 약물치료를 하도록 권했다. 글로리아 스완슨과 그레타 가르보 같은 저명인사들의 주치의로 유명했던 헨리 G. 빌러(Henry G. Bieler) 역시 "약품이 아니라 음식이 최고의 약"이라는 철학을 가지고 있었다.

시럽(액상과당)이 설탕보다 나쁘다

당뇨에 설탕은 최악의 물질이라는 것을 모르는 사람은 없다. 오죽하면 "설탕을 먹는 것은 천천히 자살하는 것"이라는 말이 있을 정도다. 그런데 일상에서 설탕을 피하기란 매우 어렵다. 쌀이나 밀로 만들어진 음식 곧 국수, 빵, 도넛, 베이글 등 거의 모든 것에 설탕이 들어 있다. 설탕이 들어 있는 음식은 포도당으로 변하는 속도도 빠르다.

포도당이 바로 혈당이다. 혈당이 들어오면 췌장에서는 인슐린이라는 호르몬을 분비한다. 혈당의 양에 따라 인슐린 분비도 비례해 분비된다. 인슐린 분비는 일정한 것이 좋다. 혈당이 급격하게 변화하면 인슐린을 분비하는 췌장이 망가지게 된다. 췌장의 기능이 떨어지면 당뇨로 나아간다. 혈당이 급격히 상승하면 인슐린 분비도 함께 상승하지만, 혈당이 세포 속으로 들어가고 나면 혈당은 급격히 떨어진다.

췌장의 급속한 인슐린 분비는 저혈당증(혈액에 당이 부족한 증상)을 유발한다. 설탕을 지속적으로 먹으면 인슐린의 과다 분비가 습관화되고, 당분이 들어오는데도 당분이 줄어들어 저혈당증이 발생한다. 집중력 감퇴, 무기력과 피로, 정서 불안, 우울증 등이 저혈당의 증세들이다. 노인성 치매도 저혈당증과 관련이 있다. 저혈당증이 오랫동안 지속되면 뇌로 가는 모세혈관이 유령화되며, 혈류 공급을 받지 못한 뇌세포는 점점 줄어들게 된다. 뇌세포가 줄어들면 치매로 이어진다.[28]

설탕이 모세혈관을 유령화한다

설탕의 독성이 치명적인 것은 당화 반응 때문이다. 당화 반응은 혈당

---

[28] 한 일본 노인전문병원의 연구 결과, 과자를 많이 먹는 사람, 과식하는 사람, 밤에 많이 먹는 사람들이 치매에 많이 걸린다는 사실이 밝혀졌다. 여러 연구들을 살펴보면 결과적으로 알츠하이머형 노인성 치매 환자 그룹이 인슐린 분비가 많아 혈당이 낮은 경향이 나타났다고 한다.

이 단백질 등에 달라붙어 세포에 손상을 주는 것을 말한다. 당화 반응이 일어나면 혈관이 딱딱해지면서 혈관 내벽에 침전물이 쌓여 모세혈관이 유령화된다. 이렇게 되면 당뇨, 심장질환, 뇌졸중, 고혈압 등이 일어나게 된다. 또한 망막, 신장 및 뇌로 가는 혈류의 소통이 어려워진다.

혈액 속의 당분이 제대로 대사되지 않으면 혈액이 끈적이고, 혈액이 끈적이면 모세혈관이 좁아지기 시작한다. 이럴 경우 심장은 혈관에 더 많은 압력을 가할 수밖에 없다. 혈관이 받는 압력이 높아지면 모세혈관은 더 큰 손상을 입는 악순환의 고리 속으로 빠져 들어간다.

모세혈관이 유령화되면 모세혈관 덩어리인 신장 역시 손상을 입을 수밖에 없다. 신장의 모세혈관이 좁아지면 인슐린 분비를 책임지는 췌장의 기능도 떨어진다.

액상과당이 더 위험

췌장 세포와 모세혈관의 혈관 내피세포는 서로 밀착해 인슐린 분비를 원활하게 유지하려 애쓴다. 췌장 세포는 혈관 내피세포의 구멍을 통해 혈액 성분을 감지하고, 실시간으로 인슐린을 분비하여 혈당을 조절한다.

신장의 모세혈관이 유령화되기 시작되면 췌장의 기능도 떨어지고, 인슐린 분비가 억제된다. 과잉 영양(독소) 등의 이유로 혈관이 유령화되면 신장이 손상을 받고, 신장이 손상을 받으면 췌장이 약화되고, 췌장이 약화되면 인슐린 분비가 억제되어 당뇨병이 된다.

설탕은 우리 몸의 산성화에도 큰 역할을 한다. 설탕을 먹으면 몸은 점점 산성화되는데, 우리 몸에서는 그것을 중화하기 위해 몸속 미네랄을 뽑아 쓴다.[29] 처음에는 몸에 저장해 놓은 칼슘을 사용하지만, 그것이 고갈 상태에 이르면 신체 조직에 있는 칼슘을 꺼내 쓰게 된다. 뼈와 치아에서 칼슘을 꺼내 써야 하는 지경에 이르게 되면 골다공증이나 충치가 발생한다.[30]

설탕보다 더 나쁜 것이 있다. 거의 모든 가공식품에 들어 있는 시럽(액상과당)이 그것이다. 액상과당은 설탕보다 단맛이 6배나 높은데, 그만큼 당뇨에는 치명적이다. 이들은 저혈당 단계를 거치지 않고 곧바로 간장으로 이동한다. 인슐린 분비 체계를 망가뜨린다는 것이다. 또한 체내에서 다량의 활성산소를 발생시킨다. 활성산소는 우리 몸의 세포 성장을 돕기도 하지만 지나치게 많으면 노화와 질병을 유발한다.

---

[29] 예를 들어 우리 몸은 칼슘을 통해 혈액의 산성화를 막는데, 이는 칼슘 자체가 알칼리성이기 때문이다. 몸에 설탕이 들어와 산성화하면, 몸에서는 그것을 중화하기 위해 뼈에 저장된 칼슘을 혈액으로 옮긴다. 혈액 속 칼슘의 농도가 올라가면 산성이 중화되는 것이다.

[30] 일본에서 쥐를 대상으로 실험을 했는데, 사료는 똑같이 주는 대신 한쪽 쥐들에게는 물, 다른 쪽 쥐들에게는 청량음료를 주었다. 일정한 시간이 지난 뒤 청량음료를 준 쥐들은 이빨이 썩고 뼈가 푸석푸석하게 되었을 뿐 아니라, 두개골이 얇아지고 뇌에서도 이상 징후가 발견되었다고 한다. 이 실험은 설탕이 충치, 골다공증은 물론 뇌에도 직접적인 영향을 줄 수 있음을 의미한다.

저염식이 혈류 장애를 일으킨다

소금이 만병의 원인이라는 것은 상식처럼 알려져 있다. 만약 이런 상식이 옳다면, 세계에서 소금을 가장 많이 먹는 나라의 평균 수명이 가장 낮아야 할 것이다. 그런데 실제 결과는 상식을 뒤집는다. 소금 섭취량이 세계 최고인 나라는 바로 한국과 일본이다. 이 두 나라 사람들은 세계보건기구 권고량의 2배를 섭취하고 있다. 흥미롭게도 소금 섭취량이 최고인 이들 나라 사람들은 세계에서 가장 오래 산다. 일본은 평균 수명이 85세, 한국은 83세로 세계에서 가장 장수하는 국가들이다. 이런 결과를 어떻게 설명할 수 있을까?

실제로 국내 연구진의 대규모 조사에서도 나트륨(소금)의 섭취가 사망률 및 심혈관계 사망률과 관련이 없다는 것이 밝혀졌다. 2023년 〈의사신문〉에 따르면, 세브란스병원 연구진이 한국인 유전체역학자료를 이용해 우리나라 성인 14만 3,050명을 10여 년 동안 관찰한 결과, 이 같은 사실이 밝혀졌다고 한다.[31]

미국에서도 비슷한 조사 결과가 발표되었는데, 소금을 적게 먹은 그룹이 그렇지 않은 그룹에 비해 18%나 더 많이 사망한 것으로 나타

---

31) 〈의사신문〉, 2023년 1월 11일 자. 세브란스병원 가정의학과 이지원 교수, 용인세브란스병원 가정의학과 권유진 교수, 강남세브란스병원 의학통계학과 이혜선 교수 연구팀은 나트륨이 사망에 끼치는 직접적인 영향은 없으며 칼륨 섭취가 많으면 사망률은 최대 21%까지 낮아진다고 밝혔다. 연구팀은 한국인 유전체역학자료를 이용해 우리나라 성인 14만 3,050명을 대상으로 나트륨·칼륨 섭취와 사망률·심혈관계 사망률 간 관련성을 조사했다.

났다. 저염식을 하는 고혈압 환자들은 심장 발작 위험도 높아졌으며, 소금 섭취량이 많을수록 수명이 길어졌다. [32]

　캐나다의 맥마스터대학교에서는 소금 과다 섭취와 심장질환 사이에 어떤 관계가 있는지에 대해 전 세계 48개국 13만 3,000명의 자료를 메타 분석했다. 그 결과 소금 과다 섭취와 심장질환의 관계성은 이미 고혈압이 있는 사람들에게서만 나타났다. 소금을 적게 섭취할 때 (고혈압이 있든 없든) 심장질환 위험이 높아진다는 결론이 나왔다. 소금을 너무 적게 먹는 습관이 오히려 위험하다는 것이다. [33]

소금 유해설의 근거 부족

소금이 혈관 질환의 원흉이라는 주장은 의외로 과학적 근거가 부족하다. 소금 유해설이 만들어진 때는 1950년대다. 당시 루이스 달(Lewis Dahl)이라는 사람이 '소금이 고혈압을 유발한다'고 발표했다. 훗날 밝혀졌지만 이 실험은 거의 조작 수준이었다. 실험 설정 자체에도 문제가 많았다. [34]

　반면 지바상(미국 심장학회와 고혈압학회에서 수여하는 최고상)을 수상한 일본의 아오키 규조 박사의 연구에서는 상식과 다른 결과가 나왔다. 아

---

32) 2016년에 미국에서 실시한 '국가 건강 및 영양 조사'(NHANES)에서 나타난 결과다.

33) 빌 브라이슨, 『바디』, pp.334–335.

34) 쥐에게 평소 먹던 소금의 50배를 먹였더니 혈압이 2mmHg가 올라갔다는 것이다. 문제는 '소금을 평소보다 50배나 먹였는데 고작 2mmHg 올라갔다'는 사실은 숨기고, '소금을 먹였더니 혈압이 올라갔다'고만 발표한 것이다. 다른 실험에서도 예상만큼 혈압이 올라가지 않자 수십 배의 소금을 먹인 것으로 밝혀졌다.

오키 박사의 연구 결과를 정리하면 다음과 같다. ³⁵⁾

첫째, 고염분을 섭취했더라도 물을 충분히 마시면 혈압은 상승하지 않았다.

둘째, 고혈압 98% 이상이 소금과 전혀 관계가 없었다.

셋째, 저염식은 건강에 위험을 초래할 가능성 있다.

넷째, 소금 섭취를 줄여도 고혈압은 개선되지 않는다.

소금이 고혈압의 주범이라는 상식을 완전히 뒤엎는 연구 결과다. 한국인은 국물 요리를 많이 먹기 때문에 소금 섭취가 많다는 우려는 이제 무시해도 좋다. 물이 소금을 희석해 혈압 상승 요인이 되지 않기 때문이다.

하지만 이상하게도 이런 연구 결과는 많이 알려지지 않고 있다. 여전히 많은 사람이 소금이 고혈압의 원인이며, 혈압이 높아지면 뇌혈관이 터져 뇌졸중이 올 수 있다고 믿고 있다.

소금 섭취 줄이면 건강에 악영향

그렇다면 소금을 많이 먹었을 때 고혈압이 증가한다는 객관적인 자료는 있을까? 의외로 그런 자료는 찾기 어렵다. 그럼에도 혈관 질환을 걱정하는 사람들은 소금을 기피한다. 상식대로라면 소금 섭취가 늘어나면 고혈압 환자도 증가하고, 소금 섭취가 줄어들면 고혈압 환자도 줄어야 할 것이다. 하지만 한국건강증진개발원 자료에 의하면, 2013

---

35) 정종희, 『생명의 소금』(서울: 올리브나무, 2011), p.29.

한국인 하루 평균 소금 섭취량(단위: mg)

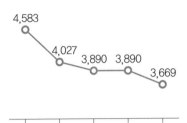

4,583
4,027 3,890 3,890
3,669

2013년 2014 2015 2016 2017
(출처: 질병관리본부 '국민건강영양조사')

국내 고혈압 환자 수(단위: 만 명)

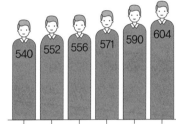

540 552 556 571 590 604

2012년 2013 2014 2015 2016 2017
(출처: 국민건강보험공단)

● 2013년을 기점으로 한국인의 소금 섭취량은 줄어드는 데 비해, 고혈압 환자는 꾸준히 증가하고 있다. 이는 소금 섭취와 고혈압이 아무 관계가 없다는 것을 의미한다.

년을 기점으로 사람들의 소금 섭취가 줄어들고 있음에도 고혈압 환자는 증가 추세에 있다.

고혈압의 원인은 매우 다양하다. 고혈압에 대한 책임을 소금에만 묻는 것은 근거가 빈약하다. 오히려 소금을 적게 먹으면 몸에 안 좋다는 연구 결과는 많다. 전 세계 49개국 13만 명을 대상으로 소금 섭취량과 사망의 연관성을 분석한 영국 연구팀의 책임자 앤드류 멘테 박사는 "소금 섭취를 줄이면 건강에 더 큰 악영향을 미친다"고 말했다. 2014년 프랑스 연구팀[36]도 "나트륨 섭취와 고혈압 유발은 큰 관련성

---

36) 2014년 말에 구성된 파리5대학과 파리13대학 의학·영양역학센터팀을 말한다. 이 연구팀은 성인 남녀 8,670명의 혈압 데이터를 분석했다. 그 결과 나트륨은 고혈압과 무관한 것으로 나타났다. 이런 내용의 연구 결과는 이미 2011년 미국 고혈압학회지에도 실렸는데, 소금을 적게 먹은 그룹에서 심혈관 질환 사망률이 제일 높았고, 소금을 많이 먹

이 없다"[37]는 결과를 발표했다.

소금 유해론은 1988년 전 세계 32개국, 52개 지역의 전문 기관이 참여한 대규모 역학조사인 '인터솔트 스터디'(Intersalt Study)를 기점으로 막을 내렸다. 소금과 고혈압은 아무 관계가 없었으며, 소금 섭취량이 많은 지역 사람들의 혈압이 더 낮게 나온 것이다.[38]

저염식은 혈류 장애 유발

소금에 있는 미네랄은 신진대사에 관여한다. 우리 몸의 골격을 유지해 주고 혈액과 각종 체액 생산에도 관여하는 것이 미네랄이다. 혈관 속의 중성지방을 분해하고 혈류를 조절하여 심혈관 질환을 예방하는 역할도 미네랄이 한다.

실제로 인간의 혈액은 다양한 미네랄로 조성되어 있는데, 그 성분은 바닷물과 동일하다.[39] 혈액의 성분이 바닷물과 유사한 것은, 진화

은 그룹의 사망률이 제일 낮았다. 이 내용은 ≪미국의학협회지≫(Journal of American Medical Association) 2011년 5월호에 실렸다.

37) 나트륨조차 고혈압을 유발하지 않는다는 결과가 나온 것에 주목해야 한다. 소금은 나트륨과 다르다. 나트륨(Na)은 단일 성분인 데 비해 소금(Nacl)은 나트륨과 염소의 화합물이다. 나트륨은 세포 대사 작용, 신경 자극의 전달, 근육 수축, 체액 균형 등 신체 대사와 이를 유지하는 역할을 하며, 염소는 위액 속의 염산의 원료가 된다. 염산이 없으면 위액의 산도가 저하되기 때문에 식욕과 소화력이 떨어지고 철분이 흡수되지 않아 빈혈이 생길 수 있다.

38) 전 세계 10,079명의 데이터를 분석한 결과. 저염식을 했을 때 수축기 혈압은 2.2mmHg, 확장기 혈압은 0.1mmHg 하강했다.

39) 주성분은 천일염(소금)이 녹아 있는 물의 성분, 즉 나트륨(Na) 이온, 염소(Cl) 이온, 마그

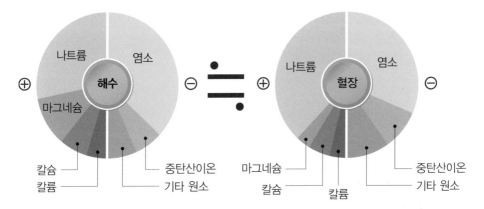

(출처: 일본 해양심층수학회 세미나 발표자료, 2011)

● 혈액과 해수의 구성 비교

과정에서 해수의 환경을 그대로 체내에 가져왔기 때문이다. 우리 몸
은 태고의 바다를 가지고 있는 것이다. 혈액과 바닷물이 동일한 성분
으로 이루어졌으며 동일한 작용을 한다는 것은 동물실험을 통해 입증
되었다.[40]

네슘(Mg) 이온, 칼슘(Ca) 이온, 칼륨(K) 이온 등이다. 나트륨과 염소는 혈액, 림프, 조직
액 등 체액의 주성분으로, 마그네슘, 칼슘, 칼륨 등 다양한 미네랄은 이온으로 체액에
녹아 세포 주위를 채우고 있다.

40) 후나세 순스케, 우츠미 사토루, 『수혈의 배신』, 김영진 옮김(서울: 성안당, 2015). 프랑
스 생리학자 르네 칸톤은 1897년 개의 혈액을 희석한 바닷물로 교체하는 실험을 했다.
혈액을 바닷물로 교체한 개는 실험 후에도 5년 동안이나 건강하게 생존하였다. 이로써
칸톤은 다음과 같은 사실을 증명하였다. "혈구는 바닷물 속에서도 생존하며, 희석한 바
닷물이 혈액의 대체제가 될 수 있다. 인체는 일정량의 혈액이 빠져나가도 수분과 미네
랄만 보충되면 활성화된다."

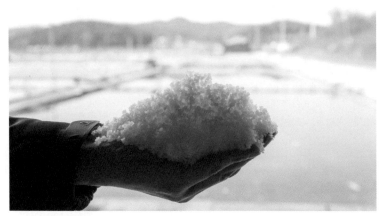

●바닷물을 햇볕에 증발시켜 만든 국산 천일염은 미네랄이 풍부하여, 전기 분해로 만든 단순한 나트륨 소금과는 다르다.

중요한 것은 미네랄이다. 더군다나 현대인들의 몸은 미네랄이 부족한 상태다. 세계 인구의 1/3이 미네랄 결핍을 겪고 있으며, 성인의 80%가 미네랄이 부족하다.[41]

가장 온전한 미네랄 공급처는 소금이다. 그렇다면 어떤 소금이 좋을까? 바닷물을 햇볕에 증발시켜 만든 국산 천일염이 가장 좋다.[42]

---

41) 2004년 유니세프는 현대인들의 미네랄 부족 원인에 대해 외부 환경적 요인과 생활습관 때문이라고 발표했다. 신선한 식품조차 중요한 영양성분들이 결핍되어 있다. 화학 비료와 농약 등으로 토양에 있는 미네랄이 소모되었기 때문이다.

42) 천일염은 우리나라와 멕시코, 호주, 지중해, 프랑스, 중국, 인도 등에서만 생산된다. 프랑스 게랑드 지방에서 나오는 소금은 각종 유기 미네랄이 풍부해 세계적으로 유명한데, 국내 천일염은 미네랄 함량이 그보다 2배 이상 높다. 이는 좋은 햇볕과 깨끗한 바람, 생명의 에너지를 키워내는 바다, 미네랄이 풍부한 질 좋은 갯벌 때문에 가능한 일이

그리고 소금은 얼마나 먹으면 될까? 소금 섭취량은 몸이 안다. 우리 몸은 염도를 일정하게 맞춘다. 이 과정에서 불필요한 수분과 염분은 소변이나 땀으로 배출한다. 혈압으로 소금을 규제할 일이 아니다. 입맛대로 먹고, 목마르면 물을 마시면 된다. 그것이 자연의 섭리다.

비타민은 만병통치약이 아니다

피를 맑고 깨끗하게 하는 비타민C와 E, 혈전을 해소하는 데 도움이 되는 비타민B, 혈압을 낮추고 혈액순환을 개선하는 등 심혈관 건강을 돕는 비타민K, 혈행 개선에 도움을 주는 비타민E 등 비타민은 깨끗한 혈액을 유지하는 데 없어서는 안 될 물질이다. 그러다 보니 비타민에 대한 환상이 만들어졌다. 더구나 당뇨 환자의 경우에는 비타민C에 대한 관심이 매우 높다. 여기에는 비타민C로 당뇨를 치료했다는 서울대 이모 교수의 경험담이 큰 역할을 했다.

합성 비타민 남용 문제

비타민C의 효과에 대해 회의적인 시각 또한 적지 않다. 실제로 당뇨병이 있는 사람들이 비타민C를 10년 이상 '보충제'로 섭취한 경우, 안

다. 우리나라의 서남해안은 세계 5대 갯벌 중 하나로, 바다로 유입되는 강이 많고, 해안선이 복잡하며, 수심이 얕고, 조수간만의 차이가 커 좋은 갯벌을 위한 모든 조건을 갖추고 있다.

먹은 사람에 비하여 당뇨 합병증이라고 할 수 있는 심장병이나 뇌졸중으로 사망할 위험이 2~3배나 증가했다. 물론 음식으로 먹는 비타민C는 아무런 문제가 없었다. 그리고 당뇨병이 없는 사람들은 보충제로 먹으나 안 먹으나 별 차이가 없었다.[43]

여기서 중요한 점은 합성 비타민은 문제가 될 수 있으나, 음식으로 먹으면 아무런 문제가 없다는 사실이다. 합성 비타민을 남용하면 문제가 된다는 것인데, 불행히도 미국인의 1/3 이상이 비타민을 남용하고 있다고 한다. 아마 한국도 이보다 심할 수는 있어도 덜하지는 않을 것이다.

미국 독극물 통제센터에 보고되는 비타민 중독 사례만 매년 6만 건이 넘을 정도다. 이보다 덜한 부작용 사례는 훨씬 더 많을 것으로 추정된다. 2012년 발표된 비타민 관련 임상시험 보고서에 따르면, 비타민E와 비타민A 영양제는 사망률을 5% 증가시킨다고 한다. 타이완 정부에서도 비타민 남용 문제를 제기한 바 있다.[44]

인체는 합성 비타민을 유해 독소로 인식

합성 비타민 남용이 문제가 되는 이유는 무엇일까? 합성 비타민은 공장에서 생산한다. 생산의 원칙은 저렴한 비용에 있다. 초기에는 자연에서 추출하는 방법이 이용되었으나 지금은 화학 처리법을 이용하고 있다. 비타민C 역시 유전공학 기술을 이용하여 공장에서 생산

---

43) 이덕희, 『호메시스』, p.178.
44) 린칭순, 『식사에도 과학이 필요해』, 양성희 옮김(서울: 원더박스, 2020), p.115.

된다.[45]

합성 비타민에는 비타민만 들어 있는 것이 아니다. 화학 감미료, 폴리에틸렌글리콜, 스테아레이트, 활석 가루 등도 들어 있다. 폴리에틸렌글리콜이나 스테아레이트는 피부나 점막을 자극할 뿐 아니라 알레르기를 유발하는 물질이다. 활석 가루는 암 유발 물질로, 체내의 어디든 마음대로 흘러 들어간다. 활석 가루를 먹인 쥐의 신장, 간, 뇌, 폐에서 활석 가루가 발견되기도 했다. 합성 비타민이 우리 몸으로 들어오면 인체는 유해 독소가 침투한 것으로 인식할 수 있다. 합성 비타민은 음식물에 포함된 비타민과 달리 고립된 물질이기 때문이다.

합성 비타민에 대한 인체 거부 반응

합성 비타민의 효과는 어떨까? 합성 비타민은 체내의 자연 물질과 결합하지 못한다. 비타민을 처음 먹었을 때는 효과가 있다가 시간이 갈수록 효과가 없어지는 것은 이런 이유 때문이다. 인체가 가짜 비타민에 속았다는 것을 인식하면, 오히려 거부 반응을 일으킨다.

합성 비타민이 과일이나 채소로 섭취되는 천연 비타민과 같다고 생

---

45) 비타민C는 일찌감치 화학물질을 합성하는 방법으로 선택되었으며, 에르위니아 헤르비콜라균의 유전자를 조작하여 만들고 있다. 베타카로틴(비타민A 전구체)은 대장균의 유전자를 조작하여 만들고 있고, 화장품에 많이 사용되는 비오틴(비타민B7)은 푸마리아라는 잡초를 모방하여 합성된 물질이며, 임신부가 애용하는 엽산은 개구리의 피부를 부패시켜 만든다. 비타민B12는 썩은 진흙 속에 있는 동물의 시체에서 추출했으나 비용 문제로 유전자 변형 방법으로 변경되었다.

각하면 큰 오산이다. 천연 비타민은 생체 요소들과 상호작용을 통해 영양소로 흡수되지만, 합성 비타민은 그렇지 못하다. 인간은 이 같은 대자연의 법칙에 대해 잘 알지 못한다.

예나대학 식품영양학과 게르하르트 교수는 "인체에 영향을 미치는 물질이 식물에만 1만여 개가 있다. 문제는 이들이 어떤 상호작용하에 영양소로 흡수되는지 전혀 밝혀내지 못했다는 점이다. 당분간은 상상도 할 수 없는 일이다"[46]라고 밝힌다.

비타민 결핍의 해결책은 다른 곳에 있지 않다. 자연에서 가져온 음식을 먹기만 하면 된다. 비타민 효과를 누리고 싶다면 신선한 재료를 직접 요리해서 먹는 것이 좋다.

감잎차는 비타민C가 레몬의 20배

감나무 잎을 우려 만든 감잎차는 비타민의 보고다. 값도 저렴하고 마시기에 부담도 없다. 감에는 비타민A, C, P 등 수용성 비타민과 탄닌, 키테킨 성분 등이 풍부하다. 특히 감잎에는 비타민C가 풍부한데 이는 레몬이나 귤의 20배에 해당한다. 차 가운데 비타민C가 가장 풍부하다고 해도 과언이 아니다.

감잎에 들어 있는 다양한 성분들은 혈관을 튼튼하게 하고 혈액을 맑게 하는 해독 능력까지 있다. 그래서 혈액과 관련된 고혈압, 동맥경화, 당뇨 예방에 도움을 준다. 감잎차를 직접 만들어 먹을 필요는 없다. 요즘은 인터넷만 검색하면 수많은 제품들이 매우 저렴하게 판매

---

46) 한스 울리히 그림 외, 『비타민 쇼크』, 도현정 옮김(서울: 21세기북스, 2005), p.31.

되고 있다. 마시는 법도 간단하다. 뜨거운 물에 감잎을 넣고 우려내기만 하면 된다.

소식 및 단식이 혈액을 깨끗하게 한다

혈액은 어디에서 만들어질까? 혈액은 골수에서 만들어지고 분열에 의해 증식한다는 것이 정설이다.[47] 그렇다면 뼈가 없는 올챙이는 혈액을 어디서 만들까? 팔다리가 없는 사람이 빈혈에 걸리지 않는 이유는 무엇인가? 혈액이 골수에서만 만들어진다면 이런 의문에 답하기가 힘들어진다.

그래서 1950년대 들어와 혈액이 장에서 만들어진다는 학설(장 조혈설)이 등장했다. 일본의 모리시타, 치시마 박사에 따르면, 혈액은 영양을 흡수하는 소장의 융모에서 만들어져 세포로 자라난다고 한다. 이들은 장에서 혈액이 만들어지는 모습까지 촬영하여 그 증거로 내세우고 있다.

장에서 혈액을 만든다

장 조혈설에 따르면 장은 몸에 들어온 음식물을 곤죽으로 만든 뒤 융

---

47) 1925년 미국의 댄, 세이빈, 커닝엄 등의 학자가 개구리 발의 뼈를 해부해 현미경으로 관찰했더니 약간의 끈적한 물질을 발견하게 되었다고 발표했는데, 이것이 골수에서 혈액이 만들어진다는 정설의 시작이다.

모(점막돌기)를 통해 흡수한다. 여기서 조혈모세포가 영양분을 흡수해 적혈구를 만들어 혈관을 통해 전신으로 보낸다. 백혈구는 적혈구에서 만들어지며 장내세균에 의해 T세포나 B세포가 생성된다.

장 조혈설은 아직 공인받지 못했다. 하지만 장에서 혈액이 만들어지는 증거까지 부인할 수는 없다. 더구나 이는 골수 조혈설에 대한 의문을 해소할 뿐 아니라 생물의 진화단계에도 부합한다. 장 조혈설의 진위 여부는 차치하고라도, 장의 상태에 따라 혈액의 상태가 달라진다는 것은 누구도 부인할 수 없는 사실이다.

장에 숙변이 쌓여 있는 상황에서 과식을 하면 독소가 만들어지는데, 독소는 장의 점막으로 침투하여 혈액 속으로 들어간다. 독소가 혈액으로 들어가면 두통, 어깨 결림, 만성 피로, 현기증, 권태감 등이 일어나게 된다. 독소 수치가 조금 더 높아지면 가려움증 등 피부질환이 생기고, 수치가 최고 수준으로 높아지면 암 등의 불치 질환이 생길 수 있다.[48]

배설 촉진하고 맑은 혈액 유지

몸속에 독소가 쌓이는 상황을 막기 위해서는 소식이 좋다. 과식을 하면 배설하는 데 소홀해진다. 배가 늘어지고 변비가 되는 것도 이런 이유 때문이다. 소식을 하면 먹은 것 이상으로 대변이 배출된다. 배설을

---

[48] 면역력의 열쇠를 쥐고 있는 것은 장내 환경이라 할 수 있다. 장누수증후군도 혈액 오염의 원인이 된다. 소화기관을 덮고 있는 장 표면 세포는 외부 음식을 걸러주는 작용을 하는데, 이 세포 사이의 결합이 느슨해지면서 유해 독소가 유입되면 혈액이 오염된다.

촉진하고 혈액을 깨끗하게 유지하는 첫 번째 비결이 소식인 셈이다.

단식은 단시간에 효과를 보고 싶을 때 하는 방법이다. 단식을 하면 병든 세포와 노화된 조직, 지방, 노폐물, 독성 물질 등을 연소시킨다. 소화기관은 소화 흡수 능력이 향상되고, 장의 배출 능력이 높아져 독성 물질이 더욱 빨리 배출된다. 단식을 통해 깨끗해진 장에 자리를 잡은 미생물들은 외부의 악성 균이 들어와 공격하는 것을 막아준다.[49]

손쉽게 할 수 있는 간헐적 단식

동맥경화인 사람이 단식을 하면, 혈관 내의 아테롬(콜레스테롤이 쌓여 생긴 덩어리)까지 녹인다. 혈관 벽에 아테롬이 생기면 혈관이 좁아지고, 혈액의 흐름이 나빠진다. 이럴 때 단식을 하면 아테롬이 힘을 잃고 깨끗하게 분해된다.

고대로부터 신체 균형을 바로잡고 건강을 유지하기 위해 시행되어 온 단식은 지금도 세계 각지에서 시행되고 있다. 단식은 전문기관에서 시행하는 것이 좋지만, 간헐적 단식은 가정에서도 손쉽게 할 수 있다. 일주일의 하루를 공복 상태로 유지하는 방법이나 저녁을 굶고 나머지 두 끼만 먹는 방법도 있다.

소식이나 단식을 무리하게 할 필요는 없다. 몸에 최대한 무리가 가지 않는 방법으로 진행하는 것이 좋은데, 가장 손쉬운 방법이 식사량을 줄이는 것이다. 하루 세 끼를 먹되 1/3만큼 적게 먹는 방법, 혹은 저녁 한 끼를 먹지 않고 아침과 점심만 먹는 방법, 일주일 중 금요일

---

49) 베르트 에가르트너, 『질병예찬』, 홍이정 옮김(서울: subook, 2008), p.73.

이나 토요일 하루를 단식하는 방법이 있다. 그렇게 하면 12시간 이상 위장과 장을 비워두기 때문에 장기를 깨끗하게 하는 데 도움이 된다.

장(腸) 건강은 미생물이 결정한다

늙고 싶지 않다면 장을 깨끗이 하라. 장은 소화, 흡수, 해독, 배설 기능을 할 뿐 아니라, 면역체계에서 가장 중요한 기관 중 하나다. 장의 해독 작용이 제대로 기능하지 않으면 간에 장애가 생긴다. 장에서 흘러나온 유해물질이 간으로 보내지기 때문에 간은 피폐해지고 기능이 저하된다.

장 건강을 결정짓는 것은 미생물이다. 장내 미생물(39조 개)은 인체 세포(37조 개)보다 많으며, 장 무게의 50%를 차지하고 있다. 이쯤 되면 인간의 장과 미생물을 구분하는 것 자체가 불가능하다. 우리 몸은 장과 미생물이 어우러져 상호보완적인 기능을 하는 일종의 '슈퍼 기관'을 형성하고 있는 것이다.[50]

미생물과의 공존

우리에겐 미생물과의 공존 외에는 선택의 여지가 없다. 미생물이 제

---

[50] 1958년 노벨 생리의학상을 수상한 조슈아 레더버그는 "인간은 인간 자신의 세포뿐 아니라 몸속에서 함께 살고 있는 박테리아 유전체와 바이러스 유전체 전체를 포함하는 광범위한 유전체를 갖고 있는 슈퍼 유기체다"라고 선언했다.

역할을 못 하면 우리 몸에 쏟아져 들어오는 독소는 체내에 고스란히 쌓인다. 독소 제거의 핵심은 장에 있고, 장의 건강은 미생물에 달려 있다. 결국 우리의 건강은 미생물 생태계에 의해 좌우되는 셈이다.

그렇다면 장을 깨끗하게 만들고, 미생물 생태계를 온전하게 조성하는 방법은 무엇인가? 해답은 간단하다. 장을 깨끗하게 비워주고, 미생물이 좋아하는 환경을 조성해 주는 것이다.

유산균이나 프로바이오틱스는 별다른 도움이 되지 못한다.[51] 프로바이오틱스를 매일 먹은 핀란드 여성(당시 74세)이 사망하는 일도 있었다. 유전자 지문 검사 결과, 락토바실러스(Lactobacillus) 유산균이 농양을 유발하여 사망에 이르렀다는 사실이 드러났다.

락토바실러스로 인한 미생물 생태계 혼란

오스트리아 빈대학의 볼프강 그라닝거 교수는 프로바이오틱스 반대론자다. 그는 "장을 조용히 내버려 둬라. 특수 세균 하나로 장내에 존재하는 모든 세균에 영향을 줄 수 있다는 것은 사실을 오도하는 것이다"라고 강조하였다.

또 하나 흥미로운 사실은 우유에서 배양한 락토바실러스균은 동물성 세균으로, 인간의 장에서 생존하지 못한다는 것이다. 메치니코프

---

51) 유산균을 먹는다는 것은 장에 부족한 미생물 군사를 투입한다는 의미일 것이다. 전쟁으로 본다면 유산균은 정규군이 아니라 특수부대에 해당된다. 특수부대는 일시적인 목적을 달성한 후 즉시 퇴각하거나 적군에 몰살당하는 것이 보통이다. 적진에 남아서 진지를 구축하여 오랜 시간 동안 생존할 수 없기 때문이다. 그런 것은 정규군이 하는 일이다.

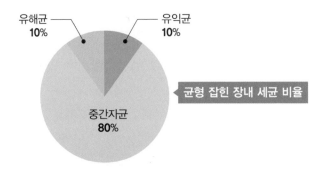

유해균
10%

유익균
10%

균형 잡힌 장내 세균 비율

중간자균
80%

● 장이 온전한 생태계를 구성하고 있다는 말은 유해균(10%)과 유익균(10%), 중간자
균(80%)이 서로 균형을 이루며 공존하는 미생물집단이라는 의미다.

는 이 균이 장을 살균하고 유독한 미생물을 죽인다고 믿었다. 하지만
오히려 미생물 생태계에 혼란만 가중하는 것으로 밝혀지고 있다.

　미생물이 장내에서 생존할 수 있으려면 두 가지 조건을 갖춰야 한
다. 즉, 온전한 생태계를 구성하고 있어야 하며 식물성이어야 한다.
온전한 생태계를 구성한다는 말은, 유해균(10%)과 유익균(10%), 중간
자균(80%)이 서로 균형을 이루며 공존하고 있어야 한다는 의미다.

청국장과 된장이 답

두 가지 조건을 모두 갖춘 것이 청국장과 된장이다. 콩을 자연 발효한
청국장에는 미생물 생태계가 온전히 조성되어 있다. 물론 여기서도
몇 가지 전제조건은 있다. 콩은 토종콩이어야 한다. GMO(유전자 조작
식품) 농산물은 아직 안전성이 검증되지 않았다.

　발효 방식도 중요한데, 자연 발효 방식이어야만 미생물 생태계를

온전히 조성할 수 있다. 공장에서 생산하는 청국장이나 된장은 종균 발효 방식이라 10~20여 종의 특정 미생물만 존재하게 된다. 낫또나 요구르트처럼 일정한 맛과 향을 유지해야 하는 제품들은 모두 종균 발효 방식을 사용한다고 봐야 한다.

또 하나 간과하지 말아야 할 것은 마트에서 판매되는 청국장이나 된장에는 미생물이 없다는 점이다. 미생물이 살아 있으면 유통되는 동안 발효가 진행되어 제품의 형태나 맛이 달라질 수 있다. 유통 과정이 까다로워지는 것은 당연한 일이다.

자연 발효 방식으로 만든 제품조차 마트나 백화점으로 납품될 때는 멸균 처리 과정을 거치게 된다. 마트에서 구입한 된장이나 청국장을 먹으면서 장이 좋아지기를 기대할 수는 없다는 것이다. 인터넷을 잘 찾아보면 좋은 콩을 원료로 하여 자연 발효 방식으로 생산한 된장이나 청국장을 파는 곳들이 있다. 그런 곳에서 직접 구매하는 것이 좋다.

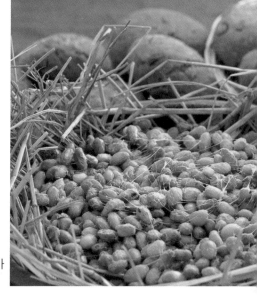

● 자연 발효한 청국장에는 미생물 생태계가 온전히 조성되어 있다.

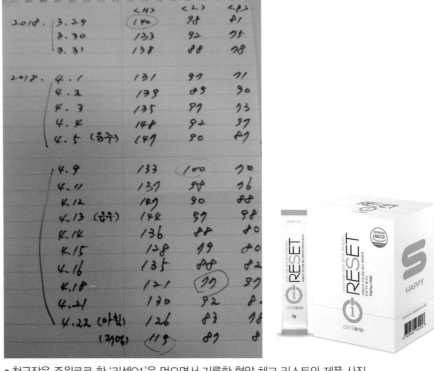

● 청국장을 주원료로 한 '리셋Q1'을 먹으면서 기록한 혈압 체크 리스트와 제품 사진.

혈관 질환, 암, 당뇨병을 완화하는 데 가장 효율적인 식품이 자연 발효된 청국장과 된장이다. 비용을 거의 들이지 않고도 예방이 가능하며, 현재 진행 중이더라도 멈추거나 되돌릴 수 있다. 실제 장 속의 독소를 제거하는 것만으로도 혈압이 조절된 사례가 있다. 아토피로 고생하던 아이가 청국장이 주성분인 자미원 '리셋Q1'을 먹고 있었는데, 어쩌다 아이 아버지도 함께 먹게 되었다고 한다. 그런데 불과 한 달 만에 혈압이 낮아지기 시작하더니 약을 먹지 않아도 정상치를 유지할 수 있었다고 한다.

청국장을 통해 몸속의 독소 배출이 원활해지면서 혈액순환을 방해하던 독소들이 배출되고, 나아가 혈액이 맑아지고 순환이 잘 되어 자연스럽게 혈압이 내려간 것으로 판단된다.

섬유질이 혈관을 청소한다

혈관에 쌓인 노폐물을 청소하여 혈관 질환 위험을 낮추며, 포도당이 혈액으로 흡수되는 속도를 늦추는 물질이 있다. 바로 식이섬유다. 몇 해 전만 해도 섬유질은 쓸모없는 존재로 취급되었다.

하지만 오늘날 섬유질은 어떠한 영양소보다 귀중한 존재로 인정받는다. 섬유질은 실처럼 보이는 셀룰로스(섬유소)와 같은 다당류(포도당이 아닌 탄수화물)로 구성되는데, 이것들은 전혀 소화가 되지 않는다. 물에도 녹지 않기 때문에 배변을 도와주거나 음식물과 노폐물이 장을 통과할 수 있게 해준다.

섬유질의 다섯 가지 효능
섬유질이 단순히 배설을 도와주는 효과만 있는 것은 아니다. 미국 소아내분비학회장을 역임한 로버트 러스티그는 섬유질의 다섯 가지 효

능에 대해 다음과 같이 강조했다.[52]

첫째, 당의 흡수를 늦춘다. 섬유질은 음식과 장의 벽면 사이에 젤리 같은 방벽을 형성한다. 이 방벽은 장이 포도당과 과당, 지방을 흡수하는 시간을 지연시킨다.

둘째, 콜레스테롤 수치를 조절한다. 콜레스테롤의 용도 중 하나는 장에서 지방 흡수를 돕는 담즙산의 생산을 지원하는 것이다. 섬유질은 담즙산에 엉겨 붙어 콜레스테롤 수치를 조절한다.

셋째, 포만감 신호를 촉진한다. 섬유질은 끈적거리는 젤을 형성해 위가 비는 것을 지연시키고, 더 빨리 포만감을 느끼게 한다.

넷째, 지방 흡수를 줄인다. 섬유질이 있으면 일부 지방은 소장에서 흡수가 지연된다.

다섯째, 좋은 박테리아를 자라게 한다. 장에 자리 잡은 유익한 박테리아들은 섬유질을 에너지로 활용해 성장함으로 유해균의 침투를 막아낸다.

여기에 하나를 더 추가한다면, 섬유질의 흡착력이다. 섬유질은 장내에 있는 유독물질이나 발암물질, 중금속 등을 흡착하여 배설시킨다.

좋은 섬유질 섭취 방법

우리 몸에 좋은 섬유질을 충분히 섭취하려면 어떻게 해야 할까? 고구마나 미역 등 섬유질이 많은 음식물을 먹으면 된다. 고구마를 먹을 때

---

52) 로버트 러스티그, 『단맛의 저주』, 이지연 옮김(서울: 한국경제신문사, 2014), pp.184-188.

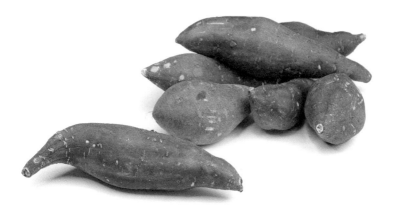

● 일본 도쿄대 의과학연구소의 실험 결과에 따르면, 고구마의 발암 억제율은 최대 98.7%에 달하며, 항암 효과가 있는 채소 82종 중 1위라고 한다.

는 껍질을 벗기지 말고 고구마 전체를 먹는 것이 좋다. 고구마를 껍질째 먹게 되면 온전한 영양소를 섭취할 수 있을 뿐 아니라, 몸속의 독소를 배출하는 데도 도움이 된다. 또한 고구마를 자르면 흰 액체인 야라핀이 나오는데, 이 야라핀은 변을 무르게 만들어 배변 효과를 상승시킨다.

미국공익과학센터(CSPI)는 '최고의 음식 10'에서 고구마를 1순위에 올려놓고 있다. 이 센터의 제인 박사는 "건강과 영양을 생각한다면 주저 없이 고구마를 선택하라"고 권고하고 있다. 일본 도쿄대 의과학연구소의 실험 결과에 따르면, 고구마의 발암 억제율은 최대 98.7%에 달하며, 항암 효과가 있는 채소 82종 중 1위라고 한다.

미역 등 해조류 활용

고구마와 함께 추천하고 싶은 먹을거리는 미역이다. 미역은 중금속을 몰아내는 보약이라 할 수 있다. 미역의 가장 중요한 역할은 중금속, 화학물질로부터 인체를 방어하는 데 있다. 미역의 섬유질은 물에 녹으면 작은 알갱이가 되는데, 이들은 진득진득한 성질을 가지고 있기 때문에 중금속이나 화학물질 하나하나에 달라붙어 몸 밖으로 배출시키는 작용을 한다.[53]

미역에는 칼슘, 철분 등 각종 미네랄이 풍부하게 들어 있으며, 특히 요오드가 많아 혈액을 맑게 해준다. 요오드는 갑상샘 호르몬의 재료가 되는 물질이다. 인체에 요오드가 부족하면 성장과 신진대사가 둔화되기 때문에 쉽게 노화된다.

미역이나 고구마는 체내 독소를 제거하는 데 탁월한 먹을거리다. 가능하다면 이 두 가지를 끼니 때마다 챙겨 먹을 수 있도록 식단을 짜는 것이 좋다. 다시마, 김, 톳, 파래 등의 해조류도 미역과 비슷한 효과가 있으니 다양하게 활용하면 된다.

이것들은 많이 먹어도 살찔 걱정이 없다. 이 음식물들을 매일 식탁 위에 올려놓는 것이 어렵다면, 밥에 넣어 먹는 방법을 활용하면 된다. 밥할 때 톳이나 녹차 등을 넣어주면 자연스럽게 톳밥, 녹차밥이 된다.

---

53) 미역에는 중요한 영양소인 단백질, 지질, 당질이 풍부하고 비타민A, B1, B2, C, E 등도 많이 들어 있다. 미역의 섬유는 끈끈하고 진득진득해서 위장과 십이지장벽 등을 강하게 하는 약리 작용을 한다. 또한 녹색 성분의 클로로필과 비타민A가 풍부해 피부와 점막의 세포를 강화하는 역할도 한다.

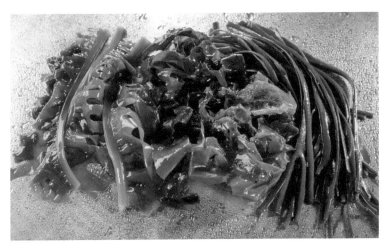

● 미역에는 칼슘, 철분 등 각종 미네랄이 풍부하게 들어 있으며, 가장 중요한 역할은 중금속, 화학물질로부터 인체를 방어하는 데 있다.

녹차밥, 톳밥, 해조류, 고구마 등은 몸의 독소를 제거하는 데 매우 좋은 음식들이다.

해독에 좋은 차(茶)

"차는 만병에 좋은 약"이라는 말이 있다. 당나라 진장기(陳蔣器)가 쓴 『본초유』(本草遺)에서 전하는 말이다. 수나라 문제(文帝)가 병에 걸려 여러 약을 써도 낫지 않았는데, 차를 마시고 완쾌되었다는 말도 전해진다. 『다보』(茶譜)에서는 차가 "갈증을 제거하고, 소화를 도우며, 가래를 없애고, 수면량을 적게 하고, 요도에 이롭고, 눈을 밝게 하며, 기름기를 없앤다"고 했다.

최근 연구 결과에서 차는 방사성 원소를 흡수·배설할 수 있다는 것이 밝혀졌다. 찻잎은 방사성 물질인 스트론튬−90(strontium 90)을 흡수할 수 있으며, 심지어 동물의 골수에 들어간 방사성 물질까지 흡수할 수 있다고 한다.

　　찻잎에는 단백질, 지방, 비타민 등 300여 종의 성분이 들어 있는데, 이 물질들은 생리 기능을 조절하고 약리 작용을 한다. 한 가지 주의해야 할 점은 녹차는 몸을 차게 하는 성질이 있다는 사실이다. 손발이 찬 사람은 녹차를 마시지 말고, 홍차를 마시는 것이 좋다. 홍차는 몸을 따뜻하게 한다.

모세혈관도 모르고 **건강관리** 한다고?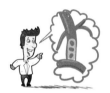

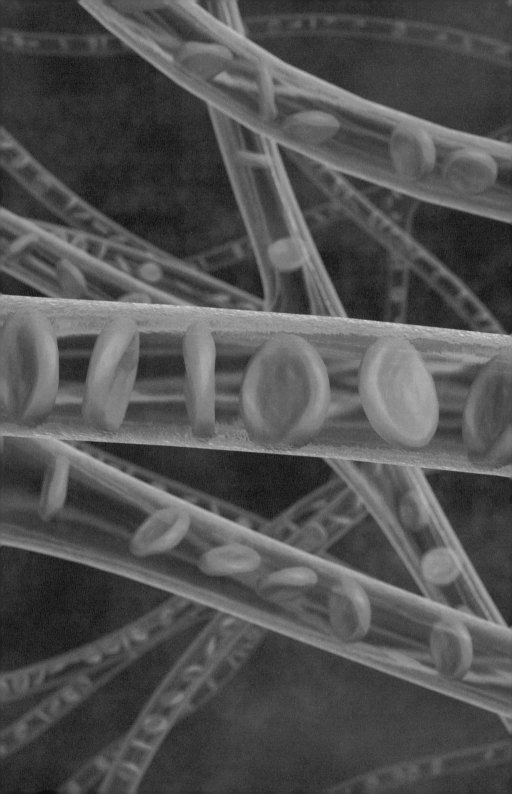

4

Chapter

독소
맑은 혈액을 위한
혈액 디톡스

어혈을 직접 빼내는 부항과 사혈

"환경은 점점 더 악화되고, 인류는 생존을 위협받고 있다."[1]

과학자들의 이러한 경고는 현실로 다가오고 있다. 한국의 가습기 살균제 사건[2]은 환경이 인간의 생존을 어떻게 위협하는지를 잘 보여주는 한 사례다.

유해 화학물질이 끊임없이 인체로 들어오는 경우, 아무리 건강한 사람도 버텨낼 재간이 없다. 우리 혈액 속에는 대략 100~1,000개의 물질이 들어와 있다고 추정되고 있다.[3] 혈류를 타고 온몸을 떠돌아다니는 화학물질의 총량을 '바디 버든'(body burden)[4]이라고 한다.

화학물질이 우리 몸속으로 들어오면 혈액을 오염시킨다. 혈액이

---

1) 지난 2017년 전 세계 184개국 1만 5천 명의 과학자들이 학술지 《바이오사이언스》 (BioScience)에 성명서를 발표했다. 성명서에는 시간이 갈수록 악화일로로 치닫는 환경 재앙에 대한 경고가 담겨 있다.

2) 가습기 살균제 사건은 대한민국에서 가습기 분무액에 포함된 가습기 살균제로 인하여 사람들이 사망하거나 폐질환과 폐 이외 질환 및 전신질환에 걸린 사건이다. 2020년 7월 17일 기준 사회적 참사 특별조사위원회 집계에 의하면, 환경부에 피해를 신고한 사람은 6,817명이며, 그중 사망자가 1,553명이다. 파악되지 않은 사망피해자는 1.4만 명으로 추산되며, 건강 피해 경험자는 67만에 달하는 것으로 알려졌다.

3) 미국 질병통제예방센터(CDC)는 「환경 화학물질에 대한 인간 노출에 관한 네 번째 국가 보고서」에서 미국인의 혈액과 소변에 적어도 212개의 화학물질이 존재한다고 보고하였다.

4) '바디 버든'은 우리 몸을 병들게 하는 유해한 물질이다. 몸을 해치는 유해물질의 종류는 헤아릴 수 없이 많아지고 있지만, 유해물질의 종류보다는 그 양이 더 중요하다는 의미에서 '바디 버든'이라고 표현한 것이다.

오염되면 피가 통하는 모든 세포와 장기, 그리고 피부에 이상이 생기게 마련이다. 체내의 독소 수치가 높아지면 간이나 신장에서 1차적으로 해독을 시도하고, 피부와 대소변을 통해 배출하려 한다. 독소가 피부로 배출될 때 나타나는 현상이 바로 피부염이다. 피부염은 가려움에서 시작하여 진물이 나오는 등의 염증으로 나타난다. 피부염 환부에 자리한다. 어혈(瘀血)은 인체에 유입된 각종 독소, 체내에서 형성된 독소 등으로 인해 혈액이 오염되었음을 보여주는 증거다.

혈관을 막고 있는 어혈

『동의보감』≪잡병≫편에 "통즉불통 불통즉통"(痛則不通 不通則痛)[5]이란 말이 있다. 통하면 통증이 없고, 통하지 않으면 통증이 있다는 말이다. 건강을 결정적으로 좌우하는 흐름은 혈류다. 혈액이 통하면 통증이 없어지고, 통하지 않으면 통증이 생긴다. 혈관이 심하게 막히면 생명도 위태로워진다.

혈관을 막고 있는 존재를 어혈이라고 한다. 어혈은 백혈구·적혈구·혈소판의 노폐물이나 유해독소 등이 엉겨 붙어 있는 것이다. 이 같은 어혈이 혈관을 막고 있다는 것은 건강에 이상이 생겼다는 것을 의미한다. 붉은 얼굴, 다크서클, 보랏빛으로 변한 잇몸, 혈관이 붉게 두드러지는 현상, 손바닥의 붉은 반점, 치질, 하지정맥류 등은 모두 어

---

5) "諸痛爲實, 痛隨利減, 世多以下之爲利. 假令痛在表者實也. 痛在裏者實也. 痛在血氣者亦實也. 故在表者, 汗之則愈, 在裏者, 下之則愈, 在血氣者, 散之行之則愈. 豈可以利爲下乎. 作通字訓則可矣"(『東醫寶鑑』≪雜病≫篇 卷1 用藥).

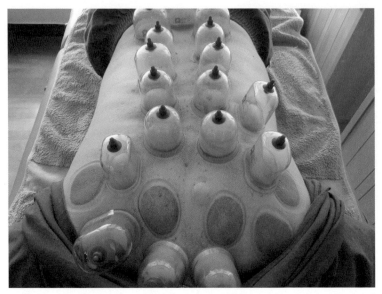

● 부항은 진공 컵을 이용해 모세혈관을 뚫어주는 방법이다. 진공 상태의 컵을 피부에 붙이면 모세혈관을 가로막고 있던 찌꺼기가 표피로 나온다.

혈과 관계가 있다.

『동의보감』에서는 막힌 혈류를 뚫어주는 방법으로 부항을 소개하고 있다. 부항과 사혈은 막힌 혈류를 즉각적으로 통하게 하는 방법이다.[6] 부항은 진공 컵을 이용해 막힌 곳을 뚫는 것이다. 진공 상태의

---

6) 과거에는 짐승의 뿔이나 도자기, 불을 이용해 진공 상태를 만들었다. 청나라 조학민(趙學敏)의 『본초강목습유』(本草綱目拾遺)에서는 화관기(火罐氣)라는 부항을 이용한 치료법을 소개하고 있다. 불을 이용해 진공을 만들어 몸속의 찬 기운을 뽑아내는 원리다. 이를 '부항기의 화력(火力)으로 수기(水氣)를 빼낸다'고 말한다.

컵을 피부에 붙이면 모세혈관을 가로막고 있던 찌꺼기가 표피로 나온다.

부항 시술 후 혈류량 급증

모세혈관을 막고 있는 어혈을 강제로 뽑아내면 치유가 훨씬 빨라진다. 컵 내부를 진공 상태로 만들면 모세혈관을 막고 있던 어혈이 표피로 올라온다. 광주과학기술원(GIST) 연구팀은 부항이 혈액순환과 통증 완화에 도움이 된다는 것을 과학적으로 입증했다. 즉, 이 연구팀은 부항 시술 후 혈류량이 급증하는 사실을 확인했다.[7]

부항기를 이용해 모세혈관을 막는 독소를 제거하고 맑은 혈액을 끌어들이면, 백혈구·영양·산소 공급이 활성화되면서 혈류가 원활해지고, 치유 작용이 강하게 일어난다. 즉, 새로운 혈액이 생성되고, 염증이 제거되며, 세포가 탄생한다. 손상되었던 모세혈관도 재생된다.[8] 묵은 것이 밀려나고 새로운 것이 채워지면 몸은 새롭게 태어난다. 피부도 놀랄 만큼 좋아진다.

---

7) 2019년 2월 광주과학기술원 융합기술원 의생명공학과 김재관 교수와 한국한의학연구원 이상훈 박사로 구성된 공동연구팀은 근적외선 분광 센서가 내장된 부항 컵을 이용해 부항 시술 중 혈류 역학 변화를 모니터링하고, 이를 통해 부항의 치료 효과를 과학적으로 관찰한 결과, 부항 시술 중 산화헤모글로빈(OHb)의 농도가 변화하고 혈류량이 치료 부위에서 급격하게 증가하는 사실을 확인했다.

8) 『동의보감』에는 '추진치신'(推陳致新)이라는 말이 여러 번 등장하는데, 이는 묵은 것[陳]을 밀어내고[推] 새것[新]으로 채워[致] 막히지 않게 하는 것을 치료의 핵심으로 보기 때문이다.

독소가 제거되면 혈액순환이 활성화되어 피부에 영양과 산소가 충분히 공급된다. 이로써 노화세포 제거, 피부장벽 강화, 피부 탄력 증가, 피부 색소 및 주름 개선 등의 결과를 얻을 수 있다.

혈액이 잘 돌면 림프액의 순환도 활발해진다. 림프액은 피부와 직접 연결되어 있다. 표피에 필요한 영양물질은 림프액으로부터 공급받는다. 부항을 통해 혈류를 개선하면 림프가 활성화되고, 피부 개선 효과도 얻을 수 있다.

『동의보감』에 기록된 사혈법

혈관을 막는 오염물질을 강력하게 뽑아내는 방법은 사혈[9]이다. 사혈이야말로 '통즉불통 불통즉통'을 눈앞에서 확인할 수 있는 치유법이다. 모세혈관을 막고 있는 어혈을 빼내는 것으로, 문제를 단시간에 해결할 수 있기 때문이다. 『의방합부』와 『동의보감』도 사혈법과 그 효능에 대해 소개하고 있다.

"침으로 째고 부항을 붙여 독혈(毒血)을 다 빼내면 아주 좋다."[10]
"상처의 상부를 베실로 동여매 독혈이 전신에 퍼지지 못하게 한 후, 침을 여러 군데 찔러 부항을 붙이고 악혈을 빼낸다."[11]

---

9) 피부를 침으로 찔러 오염된 혈액을 뽑아냄으로써 질병을 치료하는 방법이다.
10) "下針付缸, 盡出毒血, 極妙"(『意方合部』卷1 肩背部).
11) "卽時傷處上部, 布條緊紮, 毒血全身蔓延不後, 針亂刺缸付, 惡血吸出"(『東醫寶鑑』 ≪雜病≫篇 卷7 癰疽).

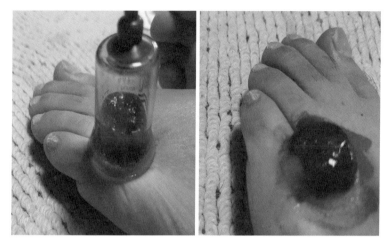

● 침으로 찌른 후 부항기를 붙이면 모세혈관을 막고 있던 어혈을 제거할 수 있다.

　어혈도 색과 농도에 따라 미묘한 차이가 있다. 검은빛에 가까울수록 오염도가 높다고 생각하면 될 듯하다. 보통은 붉은색 푸딩 같은데, 푸딩의 색이 검은색에 가깝다면 문제가 조금 더 심각하다. 이보다 조금 더 문제가 있는 어혈은 까만색 좁쌀처럼 파편화된 것인데, 이는 오랫동안 축적된 것으로 볼 수 있다.

모세혈관 사혈
우리의 전통 사혈법은 동맥이나 정맥에 흐르는 맑은 피를 뽑는 것이 아니다. 모세혈관에 쌓인 오염된 피를 뽑는다. 어혈은 모세혈관에 머물러 있다. 흐르지 않고 머물러 있으니 썩을 수밖에 없고, 염증이 생긴다.

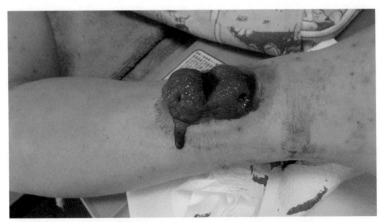

● 모세혈관이 막히면 염증이 일어나는데, 염증 부위에서 어혈을 뽑아내면 염증도
해소된다.

어혈의 원인은 여러 가지가 있겠지만, 가장 심각한 염증을 일으키
는 어혈은 스테로이드가 산화된 물질이라고 생각된다. 연고 등으로
몸에 들어온 스테로이드가 혈액을 엉키게 함으로써 염증을 발생시키
는 것이다. 이 경우 스테로이드가 엉켜 있는 어혈만 제거하면 회복 속
도는 무척 빠르다.

최근에 급증하고 있는 류머티스, 아토피 등에 전가의 보도처럼 사
용되는 스테로이드는 신장 건강까지 위협한다. 스테로이드는 통증이
순식간에 사라지는 마법 같은 효과 때문에 병원에서도 선호한다.

하지만 스테로이드는 산소와 결합하여 산화 콜레스테롤이라는 물
질로 변화되고, 이 산화 콜레스테롤은 주변 조직을 산화시켜 혈액에
염증을 일으키며, 나아가 신장의 모세혈관까지 막는다.

스테로이드를 장기간 사용하고 있는데 신장 기능이 떨어진다면, 스테로이드를 의심해 볼 필요가 있다. 신장 기능이 떨어진다면 신장 부위에서 사혈을 하면 크게 도움이 된다. 모세혈관 사혈법은 위험성은 현저히 낮은 반면 효용성은 매우 크다.

그럼에도 사혈은 위험한 시술이다. 사혈을 함부로 시행하는 것은 옳지 않다. 사혈 방법을 배웠더라도 절대 타인에게 시술해서는 안 된다. 오직 자신이나 가족만을 위해 활용해야 한다. 타인에게 사혈하는 것은 위험하다. 가족에게 사혈하더라도 한 달에 한 번 정도에 그쳐야 한다. 또 한 곳에서 3회 이상 사혈하는 것은 권하지 않는다. 과다한 사혈은 생명을 위태롭게 한다는 점을 명심해야 한다.

병보다 약이 더 위험하다

약을 남용하면 위험하다. 자연 치유력은 점점 더 약해지고, 시간이 갈수록 약에 대한 의존성은 높아진다. 더구나 65세 이상 노인에 대한 의약품 중복 처방의 문제는 심각하다.[12]

고혈압, 당뇨, 관절염 등 만성질환 노인 환자가 증가하고, 처방전당 투약일수 및 의료기관 방문 횟수 증가로 인해 약물 중복 처방이 심각하게 발생하고 있다. 이렇게 복용하는 약물이 많다면 당장 신장과

---

12) 건강보험심사평가원 자료에 의하면 65세 이상 노인 5만여 명에게 발급된 처방전에서 중복 처방이 3만 2천여 건에 달했다.

간의 건강을 점검해 볼 필요가 있다. 이들 장기 손상의 가장 큰 원인
은 약물이다.

약이 독이다

첨단 영상 검사가 늘면서 조영제(검사 시 특정 조직이나 혈관이 잘 보이도록 투
여하는 약물)의 사용 빈도가 늘어난 것도 신장 기능 저하의 원인 중 하나
다. 신장은 약물을 정화하는 기관이라 조영제를 포함한 약물에 민감
하다. 과도한 운동도 문제가 된다. 근육세포가 파괴되면서 생기는 '마
이오글리빈'이라는 단백질이 신장의 기능을 떨어뜨린다.

　건강하던 신장이 약물·탈수 등의 원인으로 갑자기 혈액 정화 및 배
설, 전해질 농도 조절 등의 기능이 나빠지면 투석으로 이어질 수 있
다. 신장은 우리 몸에서 노폐물을 제거하는 기능을 하는데, 이 기능이
제대로 작동하지 않으면 사망에까지 이를 수 있다. 최근 신장투석 병
원이 늘어나는 것도 약물 과잉이 가장 큰 원인이다.

　약의 부작용으로 미국에서만 한 해 약 10만 명이 사망한다. 암, 심
장질환, 뇌졸중에 이어 네 번째로 높다. 전 세계 약물의 40% 이상을
소비하는 미국인의 평균 수명이 세계 42위라는 것은 무엇을 의미할
까?[13]

---

13) 마이클 머레이, 『당신의 의사도 모르는 11가지 약의 비밀』, 이영래 옮김(서울: 다산
　　초당, 2011), pp.19~24. 약물 처방은 점점 더 늘어나고 있다. 약물에 의존하는 노인층
　　의 인구도 폭증하고 있다. 1992년 노인들은 한 해 평균 19.6장의 처방전을 받았는데,
　　2005년에는 2배(34.4장)로 늘었다.

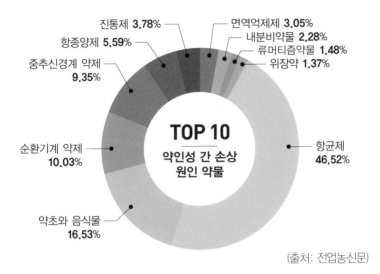

진통제 3.78%
면역억제제 3.05%
항종양제 5.59%
내분비약물 2.28%
중추신경계 약제 9.35%
류머티즘약물 1.48%
위장약 1.37%

TOP 10
약인성 간 손상
원인 약물

순환기계 약제 10.03%
항균제 46.52%

약초와 음식물 16.53%

(출처: 전업농신문)

● 국내 연구진이 '간 손상에 영향을 미치는 약물에 대한 연구'를 진행한 결과, 양약이 83.47%, 한약이 16.53%인 것으로 나타났다.

간과 신장의 모세혈관 손상

현대의 약은 화학물질이다. 이런 화학물질이 인체에 들어오면 가장 먼저 대처하는 곳이 간과 신장이다. 독소가 순환 기관을 통해 몸의 여러 부분으로 가기 전에, 혈액은 간문맥을 통해 간을 통과하게 된다. 혈액이 모두 간으로 모여드는 것은 혈액을 걸러내고 독소를 해독하기 위해서다.

간은 효소 시스템을 동원해 독성을 분해하는데, 평균적으로 1분에 2L 정도의 혈액을 해독한다. 또한 암모니아, 신진대사 노폐물, 약물과 같은 물질을 분해하여 소변이나 배설물을 통해 제거하는 기능을 한다.

하지만 약물이 지속적으로 들어오면 간의 모세혈관은 유령화된다. 독소를 분해하던 간의 모세혈관이 독소에 손상을 입고 막히기 시작하면, 혈액과 독소는 간으로 들어가지 못하게 된다. 그러면 혈액이 다른 장기로 역류하게 되고, 역류한 혈액이 유입된 장기는 부어오르고 팽창한다.

더구나 두 가지 이상의 약이 동시에 들어오면 인체는 혼란에 빠진다. 여러 약물이 몸속에서 화학반응을 일으키면 간과 신장의 모세혈관들은 손상을 입고, 이는 투석으로 이어질 수 있다.

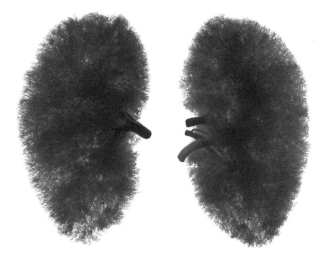

● 신장은 모세혈관 덩어리라고 할 수 있다. 신장에 과다한 독소가 몰려올 경우 신장의 모세혈관이 막히고 기능이 떨어지게 된다.

혈압약이 치매를 부른다

1장에서도 다루었지만, 고혈압약은 매우 신중하게 선택해야 한다. 나이가 들면 혈관이 굳어질 수밖에 없다. 가늘고 딱딱해진 혈관을 통해 몸 구석구석까지 영양소와 산소를 공급하기 위해서는 높은 혈압이 필요하다.

그런데 약을 통해 혈압을 낮추면 뇌나 신장 등으로 가는 혈류가 부족해질 수밖에 없다. 장기로 가야 할 피가 부족해지면 장기의 기능이 떨어지고, 이런 상황이 지속되면 장기에 심각한 질환이 나타날 수 있다.

혈압을 강제로 낮추게 되면 손과 발의 모세혈관까지 충분한 양의 혈액을 보내지 못하게 된다. 더구나 혈액의 필터 역할을 하는 신장의 모세혈관까지 밀어낼 압력이 부족해지면, 신장의 모세혈관도 손상될 수밖에 없고, 신부전으로 나아가게 된다. 결국 고령자의 고혈압은 생명을 유지하기 위해 스스로 선택한 반응이다.

일본 시가(滋賀) 의대 우에시마 히로쓰구(上島弘嗣) 교수의 연구 결과에 따르면, 혈압약 복용이 고령자의 자립도를 떨어뜨린다고 한다. 즉, 혈압이 얼마가 되었든 혈압약을 복용하지 않은 사람의 자립도가 더 높게 나타났으며, 특히 혈압약을 복용해 혈압을 120mmHg 미만으로 낮춘 사람은 자립도가 낮게 나타났다는 것이다.[14]

---

14) 마쓰모토 미쓰마사, 『고혈압은 병이 아니다』, pp.83-85.

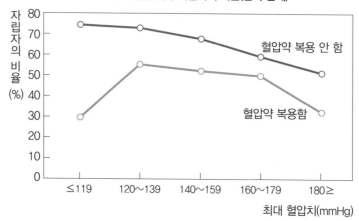

최대 혈압치와 자립자의 비율(남녀 합계)

자립자의 비율(%)

혈압약 복용 안 함

혈압약 복용함

≤119　120~139　140~159　160~179　180≥

최대 혈압치(mmHg)

(출처: 하마 로쿠로, 『고혈압은 약으로 내리지 마라』)

● 혈압에 관계없이 혈압약을 복용하지 않은 사람의 자립도가 높게 나타났다.

아스피린은 출혈 유발

고혈압약과 함께 조심해야 할 약물이 아스피린이다. 심장마비와 뇌졸중을 우려하는 사람들이 애용하는 아스피린은 혈전을 녹여주는 역할을 한다. 그런데 아스피린이 별다른 효과는 없으면서 부작용은 많다는 연구 결과도 적지 않다.[15]

아스피린의 가장 큰 부작용은 혈관을 녹인다는 데 있다. 혈관이 손상되면 혈액이 흘러나오는데, 처음에는 멍이 생기고, 그다음에는 출

---

15) 미국 보건복지부 국립노화연구소(NIA)가 19,000명 이상의 건강한 노인을 대상으로 진행한 임상실험에서도 아스피린은 수명을 연장하거나 심장병, 신체 장애, 치매 또는 뇌졸중을 예방하는 데 도움이 되지 않는 것으로 나타났다.

혈이 시작된다. 특히 소화기관이 약한 사람은 위장 출혈을 일으키는 등 심한 부작용을 경험할 수 있다. 위장의 벽을 자극하여 위궤양이 발생하거나 뇌혈관이 파열될 수도 있다.[16]

자미원 디톡스센터에서 건강을 관리하는 한 70대 여성분도 아스피린 때문에 피하출혈이 생겼다.

"아니, 회원님 팔에 멍이 들었는데요? 혹시 아스피린 드세요?"

"그렇잖아도 병원에 가서 멍이 들었다고 했더니, 의사가 아스피린을 오랫동안 먹어서 그런 거라고 다른 약으로 바꿔줬어요."

담당의사는 아무렇지 않은 듯 말했지만, 그분은 충격을 받았다고 한다. 그러면서 왜 처음부터 그런 위험이 있다고 말해주지 않았는지 모르겠다고 하소연했다.

만약 뇌의 모세혈관이 손상되었다면 어떤 결과가 발생했을까? 실제로 아스피린을 지속적으로 먹는다면 뇌출혈의 위험이 훨씬 높아질 수 있다. 아스피린을 먹은 뒤 멍이 잘 든다면 뇌혈관 출혈도 의심해 볼 필요가 있다.[17]

의학적으로도 아스피린 복용은 뇌경색 예방과 같은 '득'보다 뇌출혈, 위장 출혈 같은 '실'이 많아 권고하지 않는 추세다. 실제로 2022년 4월 미국 질병예방특별위원회는, 60세 이상은 심근경색 또는 뇌

---

16) 셰인 엘리슨, 『셰인 박사의 영양 혁명』, 안진환 옮김(서울: 동도원, 2021), pp.111-124.

17) 2018년 옥스퍼드대학교 피터 로스웰 교수팀의 연구 결과, 아스피린이 심장질환이나 암에는 효과가 전혀 없는 반면, 심각한 위궤양 합병증을 일으킬 위험이 있음이 밝혀졌다.

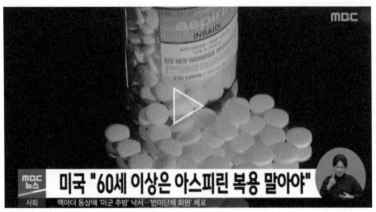

● 2022년 미국 질병예방특별위원회는 60세 이상은 심근경색 또는 뇌졸중의 1차 예방을 위한 아스피린 복용을 금한다고 발표했다.

졸중의 1차 예방을 위한 아스피린 복용을 금한다고 발표했다. 아스피린을 매일 복용하면 위궤양과 같은 위장 출혈 위험이 약 60%, 뇌출혈 위험은 출혈의 형태에 따라 20~30% 높아지는 것으로 나타났다고 한다.

흰버드나무 껍질

그렇다면 아스피린을 아예 먹지 말라는 것인가? 그렇지는 않다. 응급 상황에서나 단기적인 복용은 필요하다. 다만 예방 차원에서 장기적으로 먹는 것은 위험하다. 약물보다는 자연의 식품을 통해 평소 혈압이나 혈관을 관리하는 것이 좋다는 말이다.

본래 아스피린은 흰버드나무 껍질(white willow bark)에서 추출한 물

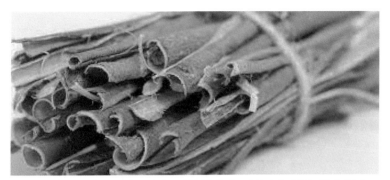

● 흰버드나무 껍질을 끓여서 마시면 부작용 없이 아스피린의 효과를 누릴 수 있다.

질이었으나, 최근에는 인공적으로 합성하고 있다. 부작용 없이 아스피린을 사용하고자 한다면, 흰버드나무 껍질을 끓여서 마시는 것이 좋다. 흰버드나무 껍질은 오랜 옛날부터 동서양에서 해열제와 진통제로 사용해 왔으며, 노화 지연에 가장 강력한 약리 효과를 발휘한다.

차 만드는 방법은 간단하다. 흰버드나무 껍질 1~2토막과 물 200ml를 넣고 10분 정도 끓이면 된다. 이때 흰버드나무 껍질을 너무 많이 넣으면 안 된다. 20~30분 정도 그대로 두었다가 우린 물을 마시면 된다. 맛은 좀 강한 편인데 계피나 꿀, 생강 등을 추가하면 중화할 수 있다.

맥주 효모

맥주 효모는 당뇨에 효과가 있다. 맥주 효모에 있는 크롬은 체내에서 혈당을 조절하는 역할을 하는데, 인슐린이 잘 작용할 수 있도록 도와

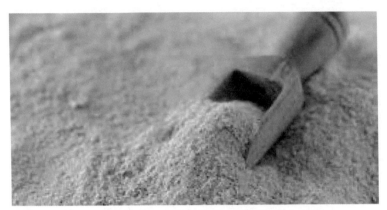

● 아세로라 분말과 맥주 효모를 물에 타 마시기만 해도 혈관 관리에 좋다.

혈당을 정상화하는 효과가 있다. 또 맥주 효모는 간에도 좋다. 셀레늄
과 아미노산이 풍부해 간의 회복을 돕는다.

자연요법의 권위자인 셰인 엘리슨 박사가 아스피린을 대체할 수 있
는 천연식품으로 추천하는 것이 맥주 효모다. 맥주 효모에 들어 있는
엽산은 동맥을 파괴하는 호모시스테인(homocystein)[18]을 중화한다.

엽산은 시금치나 잎채소 등에도 들어 있는데, 이 엽산을 풍부하게
갖고 있는 것이 맥주 효모다. 맥주 효모는 가격도 저렴하고 맛도 좋
다. 아세로라 분말과 맥주 효모를 물에 타 마시기만 해도 혈관 관리는
충분하다.

---

[18] 호모시스테인은 우리 몸의 대사 과정에서 만들어지는데, 과다하게 생성될 경우 혈관
내벽을 손상시켜 혈관을 얇게 만든다.

산사자

맥주 효모와 함께 활용할 수 있는 것은 산사나무 열매다. 『동의보감』에는 심혈관 치료에 도움이 되는 식물이 많이 소개되고 있는데, 그중에서도 유용한 식물이 산사나무다. 산사나무 열매는 산사자로 알려져 있는데, 오래전부터 혈관과 위장에 좋은 약재로 사용되어 왔다. 이 열매는 아스피린처럼 심혈관계를 녹이지도 않고, 독성도 없다. 또 노화과정에서 발생할 수 있는 모든 심혈관계 질병을 전반적으로 치료할 수 있다.

산사자를 먹는 방법은 간단하다. 산사자 열매를 끓여서 차로 마시거나, 산제(散劑)로 만들어 복용하면 된다. 차의 분량은 600ml의 물에 산사 6~10g을 약한 불로 서서히 달여 2~3잔으로 나누어 마신다. 효과를 빨리 보고 싶다면 약용주로 마시면 된다.

산사자 분말을 주스에 타서 마시는 것도 좋은 방법이다. 필자의 아버지도 심장질환으로 병원에서 수술을 권유받았는데, 6개월 정도 산사자 분말주스와 차를 마신 후 건강해지셨다.

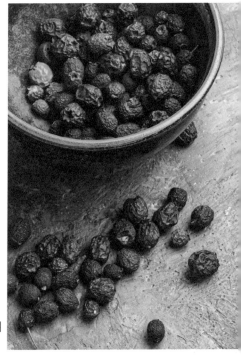

● 산사자 열매를 끓여 마시거나, 분말을 주스에 타서 마시는 것도 좋다.

비만은 몸의 자기 방어 본능이다

인류는 점점 더 뚱뚱해지고 있다.[19] 비만의 원인에 대해 수많은 이론이 등장하고 그 이론에 따른 극복 방법을 실천해 왔지만, 결과는 실패다. 미국 어린이 4명 중 1명이 비만이다.[20] 심지어 젖먹이들도 비만이 많다. 젖먹이들이 비만인 것은 무엇 때문일까?

비만의 원인 물질에는 어떤 것들이 있을까? 최신 연구에서는 환경오염이 원인이라는 주장이 많다. 오염도가 높은 지역 사람들이 교외지역 사람들보다 더 비만이라는 연구 결과도 있다.[21]

1990년대 후반 캐나다 라발대학교 연구팀 보고서에 따르면, 유기염

---

19) 세계보건기구의 발표에 따르면, 조사 대상 40개국 중 한국의 소아 청소년 비만율은 12위로 나타났다. 2010년 20.1%였던 한국 아동 청소년 비만율은 2015년 26.3%로 가파르게 상승해, 현재 청소년 6명 중 1명이 비만 증세를 보이고 있다. 성인들은 이보다 더 심각하다. 2018년 국민건강보험공단이 발간한 『2017 비만백서』에 따르면 2016년 성인 비만율은 28.58%로 성인 3명 중 1명이 비만이며, 특히 30대 남성 비만율은 무려 46%로 나타났다. 특히 젊은 층의 경우 고열량 식단, 인스턴트 식품, 햄이나 라면 등의 가공식품을 즐겨 먹다 보니 비만율이 50%에 육박하고 있는 것이다.

20) 비만은 세계적인 문제로 떠올랐는데, 미국 전체 어린이의 1/3에 해당하는 약 2,500만 명이 과체중이거나 비만이다. 지난 30년간 아동의 비만율은 3배가량 늘었다. 2000년에 태어난 여자아이의 경우 제2형 당뇨병에 걸릴 확률이 40%에 달한다고 한다.

21) 2006년 영국과 미국에서 실시된 조사에서도 이는 사실로 입증되었다. 영국 국민건강보험은 영국 비만 지도를 출간했는데, 산업화 지역 사람들이 다른 교외 지역 사람들보다 더 비만인 것으로 드러났다. 미국 보건 트러스트도 2006년 보고서를 통해 미국에서 비만 인구가 가장 밀집한 곳은 미시시피주 등 10개로 주로 산업화 지역에 위치해 있다고 밝혔다.

소계 살충제가 동물과 인간의 신진대사에 교란을 줌으로써 비만을 유발한다고 한다. 화학물질들이 인체에 들어와 호르몬처럼 작동하여 신진대사 작용과 식욕 조절 기능 등을 심각하게 바꿔놓는다는 것이다.

비만은 화학성분이 주범

화학물질이 혈액을 타고 돌아다니면, 인체는 지방 세포를 만들어 이들을 가둬버린다. 독소를 지방 속에 저장함으로써 혈액 내 독소 수치를 낮춘다.[22] 비만이란 결과적으로 유해 화학물질로 가득 찬 세상에서 살아남기 위한 신체의 자기 방어 본능이 만들어낸 결과물인 셈이다.

2011년 미국 ≪타임≫지도 비만은 지방 섭취가 아니라 화학성분 때문이라고 보도했다. 미국 어바인대학 브루스 블룸버그 교수는 "비만의 원인이 화학물질이라는 근거는 충분하다. 트리부틸틴 클로라이드(Tributyltin chloride)[23]에 새끼를 밴 쥐를 노출시킨 결과, 뚱뚱한 새끼를 낳을 확률이 그렇지 않은 쥐보다 15%나 높았다"고 밝혔다. 최신의 연구가 밝혀낸 비만의 원인은 화학물질, 동식물 양육과정에서 사용된 항생제와 호르몬 등이다.

사람들이 비만에 주목하는 것은 함께 나타나는 고혈압, 당뇨병, 고지혈증, 심뇌혈관 질환, 천식, 아토피, 암 등이 두렵기 때문이다. 이런

---

22) 팻 토마스, 『21세기가 당신을 살찌게 한다』, 박지숙 옮김(서울: 이미지박스, 2009), p.129.

23) 살충제, 농업용 화학물질, 방오제 등으로 널리 이용되는 물질로, 인체는 오염된 물고기나 해산물의 섭취를 통해 이 트리부틸틴에 노출될 수 있다.

질환은 모두 같은 원인에서 출발한 것들이라 할 수 있다. 인스턴트 식품, 화학 첨가물, 인공 감미료 같은 것들을 먹고, 스트레스로 잠을 제대로 이루지 못하며, 자연과 멀어진 생활습관이 만들어낸 질환이다.

독소를 피하는 것이 최선

이 같은 독소들이 우리 몸에 넘쳐나게 되면 혈액이 오염되고, 모세혈관이 유령화된다. 모세혈관의 흐름에 장애가 지속되면 암이나 혈관 질환, 당뇨병 등이 발생하게 되는 것이다. 이것이 대사 질환이 발생하는 메커니즘이다.

비만이 되면 당뇨병 발생 위험은 일반인보다 2.5~2.6배 높고, 고도 비만의 당뇨병 발생 위험은 4~4.8배 높다. 고혈압도 비만인 경우 2배, 고도 비만인 경우 2.7~2.9배 높다.

왜 그럴까? 앞서 설명했듯이 비만, 당뇨병, 혈관 질환이 모두 하나의 메커니즘으로 만들어지기 때문이다. 몸속에 독소(영양 과잉)가 들어오면 비만이 되고, 혈관에 노폐물이 축적되면서 혈관 질환을 일으키고, 당 대사에 교란이 생겨 당뇨가 되는 원리다.

전문가들은 "비만은 비만으로 그치는 것이 아니라 각종 질병의 원인이 될 수 있다"고 경고하는데, 이는 절반만 맞는 말이다. 비만을 질병의 원인으로 보면 문제를 해결할 수 없다. 비만도 원인이 아니라 결과이기 때문이다. 즉, 독소의 침해에 의해 1차적으로 나타나는 결과가 비만이고, 그다음이 당뇨, 고혈압, 혈관 질환, 암 등으로 전개되는 것이다.

당뇨병과 비만이 밀접하게 관련되어 있다는 사실은 당뇨병 비율이 낮은 사람들과 높은 사람들이 먹는 음식이 다르다는 점에서도 드러난다.[24] 학자들의 조사 결과, 인공 첨가물 등을 많이 섭취하는 서구식 식습관을 가진 사람들은 당뇨병에 걸릴 확률이 높았다.

천연 인슐린, 계피

당뇨의 원인이 비만이며, 비만은 화학물질이 주원인이라는 것은 무엇을 의미할까? 이를 거꾸로 해석하자면, 화학물질이 당뇨의 원인이 될

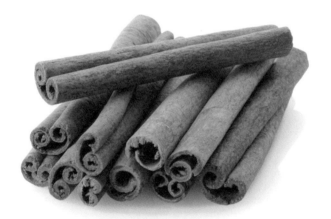

● 계피는 모세혈관을 복구하고 기미나 주름, 다크서클을 개선하는 데도 효과가 있다.

---

24) 당뇨병은 제1형과 제2형이 있는데, 제1형 당뇨병은 인슐린이 전혀 분비되지 않아 평생 인슐린을 복용하거나 주사를 맞아야 한다. 그런데 당뇨병 환자의 95%는 제2형 당뇨병이고, 제1형 당뇨병은 드문 편이다. 제2형 당뇨병은 췌장에서 인슐린 분비가 되고는 있으나 정상적으로 분비되지 않는 등 기능이 떨어진 상태를 일컫는다.

수 있다는 말이다. 화학물질은 주로 음식물에 숨어서 들어오는데, 이 것을 통제하는 것이 당뇨는 물론 혈액 관리의 핵심이라는 의미다.

혈관을 깨끗하게 하고, 당뇨를 개선하는 데는 계피가 효과적이다. 계피는 모세혈관의 감소에 의해 생기는 기미나 주름, 다크서클을 개 선하는 데도 효과가 있다. 계피에 포함된 신남 알데하이드는 모세혈 관을 되살려 젊은 상태를 유지해 주는 역할을 한다.

또한 계피에 있는 폴리페놀 성분은 몸 안에서 인슐린과 같은 작용 을 한다. 천연 인슐린이라 불리는 계피는 혈액 속 당을 빠르게 세포 안으로 보내, 혈당은 낮추고 세포 안의 에너지 생성은 더 활발하게 만 들어 준다. 중성지방 수치를 낮춰 심혈관 질환 예방에도 효과적이다. 매일 계피 한 스푼이면 당뇨는 물론 고지혈증까지 예방할 수 있다.

체온을 올려 독소를 배출하라

"모든 병은 과식과 냉기로 생긴다."

반신욕을 유행시킨 신도 요시하루 박사는 과식과 냉기가 모든 병 의 원인이라고 주장한다.[25] 독소(냉기)로 인해 인체의 균형이 무너지면 각종 질병이 생긴다는 것이다. 그래서 선천적으로 폐가 약한 사람은

---

25) 인산(仁山) 김일훈 선생은 체내에 쌓인 독소와 냉기를 한 쌍으로 보았다. 유해 독소가 인체로 유입되면 혈액이 오염되고 혈액순환이 원활하지 못하게 되며 내장 기관의 온도 가 떨어지게 된다는 것이다.

폐나 기관지와 관련된 질병을 앓게 되고, 기관지가 약한 사람은 비염, 축농증 등을 앓게 된다고 말한다.

신도 박사의 주장은 '혈액순환이 안 되면 몸이 차가워지고, 몸이 차가워지면 혈액순환이 안 되는 악순환의 고리가 형성된다'는 말로도 이해할 수 있다. 냉기로 인해 혈액순환이 장애를 받게 되면, 인체의 균형이 무너지고 각종 질병이 생긴다는 것이다.

체온 올려야 혈액순환 원활

몸을 따뜻하게 해서 세포 안에 충분히 열이 전달되도록 하면 혈액의 엉김은 해결할 수 있다. 원적외선을 이용해 신체 내부까지 골고루 열을 가하면 불과 몇 분도 지나지 않아 엉켜 있던 적혈구들이 하나씩 떨어져 나가는 것을 확인할 수 있다.[26]

체온이 떨어지면 혈액이 끈적해진다. 혈액 내 세포의 대사작용은 나트륨과 칼륨의 이온교환으로 이뤄지는데, 두 이온이 균형을 이루려면 세포막에 75㎷(밀리볼트)의 전위차가 있어야 한다. 이 차이가 적어지면 세포의 막과 막이 서로 응집, 혈액이 엉키게 된다. 즉, 혈액이 원활하게 흐르도록 하기 위해서는 두 이온이 전위차를 유지하고 활성화되어야 하며, 그것을 위해서는 열 에너지 곧 체온이 충분해야 하는 것이다.

신도 박사는 체온을 올려 혈액순환을 원활하게 하는 방법으로 반신

---

26) 아보 도오루, 오니키 유타카, 『내 몸을 살리는 면역의 힘』, 이진원 옮김(서울: 부광, 2007), p.80.

욕과 족욕을 제안한다. 반신욕과 족욕을 통해 체온을 올림으로써 몸 속의 독과 냉기를 빼고 질병을 치유할 수 있다는 것이다. 그는 본래 이비인후과 전문의였는데, 환자들을 수술로 치료하면 금세 재발하는 것을 이상하게 여겼고, 수술 대신 냉기 제거법을 도입한 후 병을 완치할 수 있었다고 한다.[27] 신도 박사는 "냉기만 제거해 주면 인체의 자연 치유 시스템이 복원되어 병을 스스로 고칠 수 있다"고 강조한다.

반신욕과 족욕

반신욕은 욕조에 38~40℃ 정도의 물을 채운 후 엉덩이와 배꼽 아래쪽까지 잠길 정도로 몸을 담그는 것이다. 시간은 30분 정도가 적당한데, 머리와 얼굴에서 땀이 나면 된다. 반신욕을 하면 혈액순환이 원활해지면서 체온이 상승한다. 땀을 통해 몸속 노폐물과 독소를 배출시키고, 냉기 또한 자연스레 제거할 수 있다.

족욕은 가정에서도 부담 없이 할 수 있는 체온 관리법이다. 약 38~40℃의 물에 발을 20분 정도 담그는 것이 좋은데, 복숭아뼈까지 물에 잠기도록 해야 한다.

이처럼 하반신만 물에 담궈도 따뜻해진 혈액이 자연스럽게 상반신으로 전달된다.

반신욕이나 족욕이 몸에 좋은 것은 혈액순환을 활성화하기 때문이

---

27) 신도 박사에 따르면 콧물이 흘러나오는 것도 체내에 있는 독소를 밖으로 방출하기 위한 인체의 자연 치유 시스템의 작용이라고 한다. 기침, 땀, 하품, 부스럼, 가려움증 등은 모두 체내의 독소를 밖으로 방출하기 위한 몸부림이라는 것이다.

다.[28] 체온이 상승하면 자연스럽게 혈관이 확장되고, 막혀 있던 곳까지 혈액이 흐르게 된다. 혈액이 흐르면 노폐물은 제거되고, 세포는 힘을 얻게 되는 원리다.

혈압이 높아질 것을 우려할 필요는 없다. 실험 결과 반신욕을 해도 혈압과 맥박은 크게 달라지지 않았다. 혈압과 맥박이 안정 상태를 유지한다는 것은 반신욕이 심장에 부담을 주지 않는다는 뜻이다.

따뜻한 음식을 먹으라

냉기 제거를 위해서는 따뜻한 음식을 먹고, 몸을 차게 하는 것은 피해야 한다. 따뜻한 음식인지 아닌지 쉽게 알 수 있는 방법은 없을까? 대체로 땅속 깊이 뿌리를 내리는 식물들이 몸을 따뜻하게 하고, 열매 식물들이 몸을 차게 하는 속성이 있다. 열대 지방의 식물은 몸을 차게 하고, 한대 지방의 식물은 몸을 따뜻하게 한다. 더운 지방에 사는 사람들은 시원한 음식을 먹어야 하고, 추운 지방에 사는 사람들은 열이 나는 음식을 먹어야 하기 때문이다. 예를 들어 디톡스 식품으로 많이 이용되는 노니는 열대 지방의 과실이기 때문에 몸을 차게 하는 속성이 있다.

몸을 따뜻하게 하는 음식으로는 발효 음식, 절임 음식, 뿌리채소 등

---

28) 여의도 성모병원 내과 윤호중 교수팀의 '심장 도플러 검사' 결과에 따르면, 반신욕을 실시한 그룹이 그렇지 않은 그룹에 비해 좌심실에서 대동맥으로 펌프질하는 혈액량이 30%가량 늘어났다고 한다. 그만큼 심장이 많은 일을 하고, 많은 양의 혈액이 인체를 순환하게 된다는 뜻이다.

이 있다. 발효에 의해 만들어지는 김치, 된장, 청국장, 젓갈 등의 음식은 우리 몸에 들어오면 장을 건강하게 함으로써 체온을 올리는 역할을 한다. 절임 음식도 염분에 의해 체열을 상승시키는 작용을 한다. 양파, 마늘, 우엉, 생강, 당근, 감자, 무 등의 뿌리채소는 하반신을 강화해 주는 식품이다.

체온을 올리는 데 가장 효과적인 식품은 생강과 우엉이다. 생강과 우엉은 모세혈관 구석구석까지 혈액을 순환시켜 준다. 이 식품들을 즐겨 먹으면 안색이 나빴던 사람의 혈색이 돌아오고 얼굴 전체에 생기가 넘친다. 생강이나 우엉은 차로 마시는 방법이 가장 쉽다. 가을철 생강이나 우엉은 2만 원어치만 구입해도 겨우내 먹을 수 있을 정도의 분량이 된다.

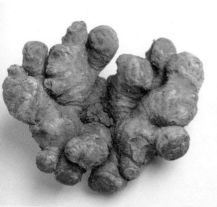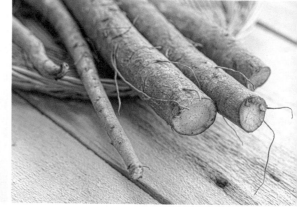

● 생강과 우엉은 모세혈관 구석구석까지 혈액을 순환시켜 주고 체온을 올려주는 데 효과적인 식품이다.

관장으로 장(腸)을 건강하게 만든다

장에 숙변이 쌓이면 만성 피로, 피부질환, 비만, 노화 등 다양한 문제가 발생한다. 장의 상태가 나빠지면 독소가 발생하고, 이것이 혈액에 흡수되어 신체 곳곳에 영향을 주기 때문이다.

장에 쌓인 독소는 혈액과 섞여 혈관을 타고 뇌로 이동하는데, 이 독소들이 뇌세포를 공격하는 원인 물질이 되기도 한다. 결국 맑은 혈액을 위해서는 깨끗하고 건강한 장이 매우 중요하다. 장을 가장 빠른 시간 내에 효과적으로 청소할 수 있는 방법이 바로 관장이다.

관장은 항문으로 장내에 액체를 주입하여 장을 세척해 줌으로써 독소를 제거하여 배변을 촉진하는 것이다. 몇십 년 동안 쌓인 숙변을 한두 번의 청소로 제거하는 것은 불가능하므로 꾸준히 실시해야 효과를 볼 수 있다.

관장 습관성 없어

관장은 죽염수를 이용하는 것이 좋다. 죽염수 대신 커피, 천일염 등을 이용해도 상관없지만, 죽염수가 가장 효과적이다. 체온과 비슷한 정도로 따뜻한 물에 죽염을 넣고, 관장기를 이용하여 항문 속으로 물을 서서히 집어넣으면 된다.

죽염수가 주입되는 동안 변의가 느껴지더라도 10분 이상 기다렸다가 변을 보도록 한다. 하루 한 번씩 며칠 동안 계속하면 장벽에 붙어 있는 이물질들이 떨어져 나오게 된다. 자신의 몸속에서 나오는 온갖 이물질들을 보면 아마도 깜짝 놀랄 것이다. 어떻게 몸에서 이렇게 많은 쓰레기들이 나올 수 있을까 싶을 정도로 많은 물질이 나온다.

관장을 하면 습관성이 되어 장의 기능이 떨어지지는 않을까 하는 걱정은 버려도 된다. 독소로 가득 차 있는 것만으로도 장의 기능은 더 떨어질 곳이 없다. 소금과 자연의학연구소 정종희 소장은 습관성 관장이 몸에 나쁘다는 말의 진위를 검증하기 위해 14년째 실험을 하고 있다고 한다. 그녀는 "거의 매일 변을 본 후에 관장을 하고 있는데도 습관성의 폐해는 전혀 나타나지 않고 있다. 지금까지 장 기능이 약화되어 배변을 자력으로 못 한 경우는 없었다"[29]고 자부한다.

마그밀 복용

관장이 어렵다면 좀 더 간단하게 할 수 있는 방법이 있다. 관장에 비해 효과는 떨어지지만, 간단하다는 장점이 있다. 바로 마그밀을 이용하는 것이다. 마그밀은 위에 자극을 주지 않고 장에 부드럽게 작용한다.

마그밀은 수산화마그네슘을 정제해 놓은 알약인데, 처방전 없이 손쉽게 구입할 수 있다. 마그밀은 몸속에 흡수되지 않고 대변으로 수분을 끌어당겨 부드럽게 만들어 주는 역할을 한다. 그렇게 되면 변이 부드러워져 배변활동이 잘 일어나게 된다.

마그밀은 아침저녁으로 식후 두 알씩 복용하면 되는데, 복용 후 1~4시간 정도 사이에 반응이 오는 경우가 많다. 약물 복용 시에는 되

---

29) 정종희, 『생명의 소금』, p.198.

도록 물을 많이 섭취하는 것이 좋다. 그리고 식이섬유를 많이 포함한 과일이나 채소를 식사 때 자주 섭취하면 도움이 된다. 즉, 마그밀의 효과를 최대화하기 위해서는 '물＋식이섬유＋마그밀'을 기억하면 될 것 같다.

다만 마그밀을 자주 먹는 것은 좋지 않다. 마그밀을 과다하게 이용할 경우 설사 증세가 나타나는 경우도 있다. 특히 권장량을 넘어 과다 복용하는 경우 설사가 지속될 수 있다.

목초액 음용

해독제로 사용될 만큼 독소 해독 능력이 뛰어난 숯을 활용하는 방법도 있다. 숯은 독성을 흡착해 중화하는 힘이 대단한데, 숯의 진액이 바로 목초액이다. 목재에 열을 가해 분해시키면 숯과 목초액이 나온다. 목초액은 식물의 세포 안에서 만들어진 일종의 세포액인데, 숯의 장점을 고스란히 갖고 있다.

목초액은 채취 후 수개월에서 1년 정도 숙성 및 정제를 한 다음 타르 성분을 충분히 분리, 유해성분을 완전히 제거한 후 사용한다. 정제된 목초액은 유기산, 미네랄 성분, 비타민으로 구성되어 있는데, 가장 주목되는 것은 해독 효과다.

목초액은 체내의 독소나 알코올 분해와 피로 회복에 큰 효과가 있다. 활성산소를 제거함으로써 세포 노화를 방지하는 효과도 있는데, 이는 식초의 30배 정도에 이른다. 목초액은 인슐린 기능을 정상화할 수 있도록 돕는 작용도 한다. 혈당을 떨어뜨리는 것이 아닌 정화를 통해 당을 정상화시킴으로써 저혈당을 초래하지도 않는다.

주의할 점은 목초액의 정제 여부다. 목초액은 독성이 있기 때문에 식용으로 사용할 때는 정제된 것을 사용해야 한다. 쇼핑몰을 검색해 보면 식약처로부터 식용 목초액으로 승인받은 제품들이 있는데, 이것들을 구매하면 된다.

먹는 방법은 매우 간단하다. 생수 한 컵에 한 스푼 정도로 희석해서 마시는 것이다. 필자의 경우 아침저녁으로 한 잔씩 일주일 정도 마신 후 숙변이 쏟아져 나오는 경험을 했다.

죽염을 녹여 먹는 방법

몸의 냉기를 제거하고, 피를 맑게 하는 효과를 얻을 수 있는 방법이 있다. 죽염(竹鹽)을 이용하는 것이다. [30] 죽염은 혀 밑에 한 알씩 넣고 녹여서 먹는 것이 제일 효과적이다. 침에 녹여서 먹으면 좋은 것은 인

---

30) 죽염은 1986년 인산 김일훈 선생이 소개하면서 세상에 알려졌다. 고려시대에도 소금을 볶아서 활용한 기록은 있지만, 대나무 속에 천일염을 다져 넣고 황토로 입구를 봉한 뒤 불에 구워 제조하는 현재의 죽염 제조법은 인산 선생이 처음 창안한 것이다. 천일염이 죽염으로 탄생하기 위해서는 많은 시간과 노력이 필요하다. 먼저 간수를 뺀 천일염을 대나무통에 넣어 황토로 입구를 봉한 후 토종 소나무 장작으로 800℃의 열에서 굽는다. 한 번 구운 소금은 불순물 등을 걸러낸 후 다시 가루로 만들어 새 대나무통에 채우는데, 이런 과정을 아홉 번까지 반복한다. 이때 소금[水]의 기운은 대나무[木], 황토[土], 소나무 장작불[火]의 기운과 어우러져 철[金]의 가마에 넣고 불에 굽는 과정에서 오행의 목화토금수(木火土金水) 기운을 고루 가진 '죽염'이라는 신비한 물질로 변하는 것이다. 잘 만들어진 죽염은 염성이 부족하여 생기는 각종 질환을 예방하는 것은 물론 치유의 힘을 준다.

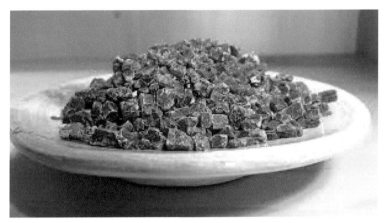

● 죽염은 체내의 독성을 걸러내고, 효소가 활발하게 움직일 수 있도록 도와준다.

간의 침이 독소를 해독하는 특별한 능력이 있기 때문이다.

죽염을 세상에 알린 인산(仁山) 김일훈(金一勳) 선생도 침의 해독력에 대해 강조한다. 인산 선생은 "몸에 병이 생기면 침이 독액(毒液)으로 변하는데, 독액으로 변한 침을 진액(津液)으로 변화시켜 온몸에 퍼지게 하려면 입안의 침으로 죽염을 녹여 삼키는 것이 제일 좋다"고 했다. 침에 녹은 죽염은 체내의 독성을 걸러내고, 효소가 활발하게 움직일 수 있도록 도와준다.

태양이 독소를 해독한다

자연은 스스로 정화한다. 강물이 스스로 정화하듯이 우리 몸도 스스로 치유하며 온전한 건강의 상태를 추구한다. 이를 자연 치유력이라고 하는데, 자연의 힘을 온전히 받아들일 때 극대화될 수 있다. 자연의 힘과 함께하기 위해서는 자연의 품으로 들어가는 것이 최선이다. 인류는 오래전부터 자연 치유를 통해 각종 만성질환에 대응해 왔다. 신선한 공기와 햇볕을 공급하면 우리 몸은 자연의 리듬을 회복하게 되고, 나아가 자연의 치유력을 얻게 된다.

104세의 현역 의사 다나카 요시오(田中旹夫)의 건강비결 중 하나도 일광욕이라고 한다. 그는 하체가 약해지는 것을 막고, 햇빛을 조금이라도 많이 쐬기 위해 산책을 자주 한다고 한다. 햇빛이 몸과 마음에 좋은 영향을 준다고 생각하여 20분 정도 햇빛에 노출시킨다.

그가 말하는 일광욕의 다섯 가지 효용 가운데 첫째는 생체시계를 바로잡는 효과라고 한다. 생체시계의 주기는 하루로, 낮에는 교감신경의 작용을 높여 몸의 활동 에너지를 활발하게 하고, 밤에는 부교감신경의 활동을 높여 휴식 상태로 이끄는데, 이 생체시계가 바르게 작동하면 호르몬 분비, 체온 조절 같은 몸의 기본적인 작동도 안정된다는 것이다. 이때 생체시계가 바르게 작동하려면 햇빛이 반드시 필요한데, 특히 아침 햇빛이 가장 중요하다고 한다.[31]

---

31) 다나카 요시오, 『나는 101세, 현역 의사입니다』, 홍성민 역(서울: 한국경제신문, 2021), p.23.

태양은 혈관 확장하고 혈류 순환 촉진

햇볕을 쬐면 몸이 따뜻해지는데, 이것이 적외선의 효능이다. 적외선
은 투과력이 강해 인체의 내부 15cm까지 도달한 뒤에 열에너지로 바
뀐다. 모세혈관이 검붉은색을 띠는 이유는 햇볕을 좀 더 적극적으로
받아들이기 위한 것이다. 혈액 속으로 직접 적외선을 받아들여 열에
너지로 변환시키기 용이하도록 진화했기 때문이다. 전신이 따뜻해지
면 혈관이 확장되고 혈류도 효과적으로 순환한다.

그런데 햇볕의 유익함은 자외선 공포에 묻히기 일쑤다.[32] 하지만
분명한 것은 자외선은 나쁜 점보다 좋은 점이 훨씬 많다는 사실이
다.[33] 미국 역학 저널의 연구 결과에 의하면 하루 평균 3시간 동안 햇
볕을 쬐면 유방암 발생 위험을 50%까지 줄일 수 있다고 한다. 비타
민D가 유방 세포에서 항암 특성을 가진 호르몬으로 전환되기 때문이
다. 최근 연구들에서도 비타민D가 강력한 항암 효과를 발휘한다고
밝혀졌다.

- 암 환자의 3/4이 비타민D 부족이거나 결핍이라고 한다. 햇빛을

---

[32] 피부암은 발병률과 사망률도 다른 질병에 비해 현저히 낮은 수준이다. 학계에서도 '자
외선이 피부암의 원인인가'에 대한 연구가 진행 중이지만, 아직 결론이 나지 않은 상태
다. 여전히 많은 학자들은 자외선이 피부암의 원인이라는 것에 동의하지 않고 있다. 자
외선은 비타민D를 생성, 피부암을 예방하는 역할을 하기 때문이다.

[33] 오존층의 파괴로 자외선이 과거에 비해 훨씬 더 많이 내리쬔다는 우려도 사실과는 다
르다. 세계기상기구(WMO) 보고서에 따르면, 지구의 보호막 오존층이 점차 회복돼
2050년대가 되면 심각하게 파괴되기 이전인 1980년 수준으로 돌아갈 수 있다고 한다.
한반도 상공에서도 오존층이 뚜렷하게 회복되고 있는 것으로 나타났다.

많이 받으면 암 예방과 치료에 도움이 될 수 있다.[34]

- 혈액 속 비타민D가 증가하면 수명을 연장하고 암, 심혈관 질환, 당뇨병, 결핵 등 여러 질환을 예방한다.[35]
- 자외선을 기피하면 우리 인체는 전반적으로 건강이 악화되는 결과로 이어진다.[36]

생체 리듬은 태양의 주기에 동조

임신부나 어린이의 경우에는 비타민D의 중요성이 더욱 크다. 임신 중 비타민D가 부족하면 임신성 당뇨병, 조산 및 감염 등의 위험성이 크게 높아지며, 자궁 근육이 약해져 자연 분만이 어려워진다. 또 영유아나 성장기 어린이가 햇볕을 부족하게 쬐면 비타민D를 합성할 수 없고, 비타민D가 부족하면 칼슘 흡수를 할 수 없다.[37]

---

34) 미국 카먼웰스 의과대학은 암 환자 160명(평균 연령 64세)을 분석한 결과, 77%가 혈중 비타민D 수치가 '부족'(20~30ng/mℓ) 또는 '결핍'(20ng/mℓ 이하) 상태였다고 밝혔다. 이들 중 비타민D 수치가 낮은 환자들은 암도 상당히 진행되어 있었다고 한다.

35) 2011년 ≪유럽 임상 영양학 저널≫(European Journal of Clinical Nutrition)에 발표한 그랜트(W. B. Grant) 박사의 연구 결과에 의하면, 혈액 속 비타민D가 증가하면 수명을 연장할 뿐 아니라 암, 심혈관 질환, 당뇨병, 결핵, 호흡기 질환 등 여러 질환을 예방한다고 한다.

36) 한국과학기술정보연구원 김철구 전문위원은 「태양 복사와 인류의 건강」이라는 보고서에서, 과거에는 피부암 등 태양 복사의 부정적 효과에 대한 연구가 지배적이었으나, 최근에는 태양광 복사의 긍정적인 효과에 대한 연구가 활발하다고 지적하고, 자외선을 기피하면 우리 인체는 전반적으로 건강이 악화되는 결과로 이어진다고 강조한다.

37) 호주에서는 한때 피부암 예방 운동을 벌였으나 실패했다. 이름하여 "Slip-Slop-Slap"(선글라스, 선크림, 모자 필수) 운동을 전개했는데, 예상치 않은 결과에 직면하게

지구상의 모든 생명체의 생체 리듬은 태양에 의해 24시간 주기로 맞춰져 있으며, 수면이나 체온 등 우리 몸의 여러 기능은 생체 리듬에 의해 조절된다. 생체 리듬이 깨질 경우 우울증 등 정신적인 부분에도 영향을 끼칠 수 있다. 계절적 정신 장애, 불면증, 기억력 장애 등은 태양과 관련된 생체 리듬이 흐트러지면서 생긴 증상들이다.

비타민D는 인체에서 생산하는 스테로이드 호르몬인데, 이것이 부족해지면 몸 전체에 혼란이 일어난다. 비타민D는 수천 가지의 유전자와 면역체계를 조절한다. 이와 같은 호르몬이 결핍되면 심혈관 질환에 의한 사망 위험이 증가한다. 노인들의 경우에는 인지 장애가 발생할 수 있고, 어린이들의 경우에는 천식을 유발할 수 있다.

합성 비타민D는 스테로이드

비타민D를 알약으로 해결하려는 생각은 어리석다.[38] 합성 비타민D는 건강을 해치는 결과를 낳기도 한다. 합성 비타민D로 인한 문제는 1950년 영국에서 처음 발견되었다. 동독에서는 예방 목적으로 합성 비타민D를 공급했는데, 그로 인해 아이들이 석회질화에 시달리게 되었다. 독일 연방위해평가원은 '임신 중 비타민D 과다 복용은 태아의 정신적·신체적 장애와 심장 이상, 눈 손상을 야기할 수 있으니 복용

되었다. 호주인들의 비타민D 결핍이 늘고, 그에 따른 질병이 증가한 것이다.

38) 암과 심혈관 질환을 예방하고, 수명을 연장하며, 아이들의 아토피나 천식, 주의력결핍 과잉행동장애(ADHD)를 예방하고 치유하며, 골다공증을 예방하는 등 수많은 장점이 있음에도 자외선을 차단하려는 목적이 무엇일까?

해서는 안 된다'고 경고하고 있다.

왜 이런 일이 생겼을까? 그것은 비타민D가 스테로이드 호르몬이
기 때문이다. 스테로이드는 본래 우리 체내에서 만들어지는 부신피질
호르몬인데, 몸의 상태를 조절하는 역할을 한다. 인체 내에서는 콜레
스테롤을 원료로 하여 만든다. 우리가 이용하는 것은 합성 스테로이
드인데, 이것 역시 콜레스테롤을 합성하여 만든다.[39] 합성된 스테로
이드 호르몬은 그 위험성이 매우 높다. 스테로이드 호르몬을 사용할
때는 위험 요인을 먼저 검토해야 한다. 캘리포니아 의대 린칭순 박사
는 "가장 시급한 일은 비타민D가 비타민이 아닌 스테로이드 호르몬
이라는 사실을 온전히 받아들이는 것"[40]이라고 말한다.

스테로이드는 혈액 오염 물질

합성 스테로이드는 혈액을 엉키게 하는 특성이 강하다. 몸속에 들어
온 스테로이드는 일부는 소변으로 배출되지만, 일부는 체내에 축적된
다. 스테로이드는 앞에서도 언급했듯이 혈액에 염증을 일으킨다. 하
지만 합성 비타민D가 비타민으로 불리는 바람에 어디에서나 쉽게 구
할 수 있다는 게 문제다.

비타민D 수치는 수시로 오르락내리락한다. 호르몬의 체내 수치는

---

39) 아보 도오루, 오니키 유타카, 『내 몸을 살리는 면역의 힘』, p.108. 스테로이드만큼 화
   려한 조명 아래 탄생한 물질도 흔치 않을 것이다. 1920년대 '물질 X'라는 이름으로 스
   테로이드가 등장했을 때 사람들은 기적의 물질이 나타났다고 믿었다. 발견자인 에드워
   드 켄달(Edward C. Kendall) 등 3명은 1950년에 노벨 생리학상까지 받았다.
40) 린칭순, 『식사에도 과학이 필요해』, p.127.

어느 정도 기복을 보이는 것이 정상이다. 그런데 비타민D는 호르몬임에도 항상 일정한 수치를 유지해야 하는 것으로 인식하고 있다. 호르몬제를 상시적으로 섭취한다는 것은 생명을 단축시킬 수도 있는 위험한 행위다.

비타민D의 효과를 부작용 걱정 없이 누릴 수 있는 가장 좋은 방법은 식품으로 먹는 것이다. 표고버섯을 햇볕에 말려서 활용하면 된다. 표고버섯 속 에르고스테롤은 자외선을 쬐면 비타민D로 변한다. 조리 전에 표고버섯을 30분~1시간 정도 햇빛에 두면 비타민D가 10배로 증가한다. 식이섬유나 비타민B1도 10배로 늘어난다.

태양과 직접 마주하는 것도 좋다. 인간의 피부는 자외선 침투를 막아낼 수 있도록 진화해 왔다. 자연 방어 체계가 잘 가동되도록 내버려 두면 된다. 햇볕에 피부가 타 부드러운 갈색이 되더라도 아무런 문제가 생기지 않는다.[41] 독일 연방위해평가원에 따르면, 일주일에 세 번 15분씩만 햇볕을 쬐면 비타민D 부족에 시달릴 일은 없다.

---

41) 자외선을 차단하고 싶다면 선글라스와 모자면 된다. 그래도 불안하다면 선크림 대신 피부 자극이 없으면서도 자외선을 차단하는 효과도 있는 액체 형태의 파운데이션을 사용하면 된다.

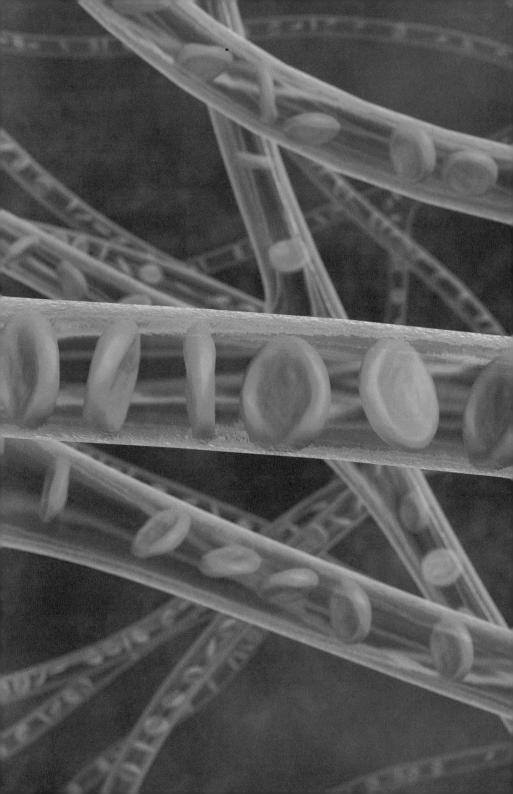

5
Chapter

파동
파동을 활용한
혈액·혈류 건강법

인체는 자연의 파동을 따른다

"뛰어난 의사는 환자를 치료할 때 반드시 인체와 자연계를 긴밀하게 연결한다."

『황제내경』(黃帝內經)은 병을 치료하기 위해서는 공간·시간적 요인이 몸과 어떻게 연결되는지를 살펴야 한다고 말한다. 고대의 동양인들은 자연과 몸이 대응한다고 생각했고, 그것은 의학으로도 이어졌다. 즉 하늘에는 천체(天體), 땅에는 경수(經水), 인간에게는 경맥(經脈)이 운행되며, 인간의 생로병사는 하늘과 땅의 질서에 영향을 받는다고 생각했다.[1]

자연에서 발생하는 모든 일이 얽혀 있고, 사물이나 인간도 마찬가지라고 봤다. 이들은 인간의 몸이 자연 속에 있을 때 가장 온전해질 수 있다고 믿었다. 자연을 자신에게 맞추어 바꾸기보다는, 자신을 주변 환경에 맞춰 양생하는 일을 더 중시했다. 이런 생각은 『동의보감』에도 그대로 드러나 있다. 즉, 병을 고치기 위한 치료법보다 양생을 더욱 중시했다.

---

1) 『회남자』(淮南子)에서는 "머리가 둥근 것은 하늘을 본받은 것이고, 다리가 네모난 것은 땅을 본받은 것이다. 하늘에는 사시(四時)·오행(五行)·360일이 있고, 인간에게는 사지(四肢)·오장(五臟)·360마디가 있다"고 했다.

자연 치유력의 근원

동양의 전통적인 의학은 인간의 몸과 마음을 온전한 하나로 인식했다. 우주 만물은 서로 이어져 있고, 서로 간의 관계 속에서 존재한다고 본 것이다. 이런 관점은 자연치유 사상과 일치한다.[2]

자연의 질서를 따르면 우리 몸은 자연의 리듬을 회복하고, 자연의 치유력을 얻게 된다고 생각했다. 실제로 인간은 자연의 영향에서 벗어날 수 없다.[3] 예를 들어 여성의 생리는 달의 변화와 같이한다. 인간이 달의 영향을 받는다는 것은 고대부터 알려져 있었다. 그래서 보름달이 뜨면 인간이 늑대로 변한다거나, 사람들이 이상해진다고 생각했다. 인체의 기능도 마찬가지다. 체력이나 감정, 지적 능력이 좋아졌다 나빠졌다 하는 리듬을 느낄 수 있다. 이러한 현상을 생체 리듬이라고 한다.

7일의 메커니즘

2천 년 전 조상들은 이런 변화에 대해 정밀하게 분석해 냈다. 『황제내경』은 생명주기를 10년 단위로 나누어 살피고 있다. 즉, 오장육부 기혈의 성장과 쇠퇴 양상을 10년 주기로 구분한 것이다.

---

2) '자연'(自然)은 한자로 풀어보면 '스스로[自] 그러하다[然]'라는 의미다. 스스로 그러한 것은 그 자체로 완전하다. 인간 역시 자연의 산물이자, 자연 그 자체다. 자연이 인간 속에 있고, 자연 속에 인간이 있다.

3) 예를 들어 파도는 1분에 약 18회 일어난다. 사람의 1분 동안의 평균 호흡수와 같다. 여기에 2를 곱하면 사람의 평균체온 36.5도, 다시 2를 곱하면 사람의 평균 맥박수 72회가 된다.

흥미로운 것은 여성을 7년의 생명주기로 구분하기도 했다는 점이다. 오래전부터 '7'은 생명의 숫자로 알려져 왔으며, 이는 북두칠성에서 유래했다.[4] 지구상의 많은 생물은 7일 주기의 생장 리듬을 갖고 있다. 인체에도 7일째 극점을 맞이하고, 8일째 새롭게 출발하는 흐름이 있다고 한다.[5]

일본의 자연철학자 미키 시게오는, "지구 생물의 몸에 7일을 주기로 하는 신비로운 파동이 있는 것 같다. 가족을 저세상으로 떠나보냈을 때의 충격은 7일 단위로 조금씩 멀어진다. 이는 육체 감각이라 말해도 무방할 것이다. 질병 치유도 마찬가지다. 7일째마다 한 꺼풀씩 떨어져 나간다. 생명의 파동이 아닐까 한다"[6]고 말한다.

우리 인간의 피부보호막도 7일 주기로 생성과 소멸이 진행된다. 새로운 세포가 생겨나 14일째에 각질이 되고, 21일 후에 피부의 표면으로 나와 거기서 7일 동안 머문 뒤, 28일째 떨어져 나간다.[7] 이처럼 7일이 네 번 되풀이되는 '28일의 메커니즘'을 '각질대사 케라티니제이션(Keratinization)'이라고 한다. 이 각질대사가 끊임없이 이루어지면 생

---

4) 고대인들은 북두칠성을 생명의 근원으로 인식했다. "칠성에서 와서 칠성으로 돌아간다"는 말처럼 사람은 북두칠성의 기운을 받아 태어나, 죽으면 그곳으로 돌아간다고 생각했다. 관 바닥을 칠성판(七星板)이라 부르는 것도 이런 의미에서다.

5) 오늘날 전 세계에서 사용하는 일주일이라는 단위도 우연히 생겨난 것이 아니다. 성경에도 여호와가 천지 만물을 6일에 걸쳐 창조하고, 7일째 되던 날 쉬었다는 기록이 있다. 천지창조는 전체적으로 볼 때 '7'이라는 주기 단위로 진행되었음을 알 수 있다.

6) 미키 시게오, 『태아의 세계』, 황소연 옮김(서울: 바다출판사, 2014), p.197.

7) 첫 세포가 만들어지고 7일이 지난 후에 어떤 일이 벌어지는지는 아직 알지 못한다. 연구가 되지 않아 밝혀지지 않았을 뿐, 중요한 사건이 있을 것으로 짐작된다.

기 있는 피부를 얻을 수 있다. 이는 인간도 자연의 질서 속에서 살아가며, 인체의 생체 환경은 자연의 질서를 철저히 따르고 있다는 것을 보여준다.

인체에 영향을 미치는 파동

자연의 리듬은 파동으로 이뤄져 있다. 파동이란 에너지(진동)가 공간으로 퍼져나가는 것을 의미한다. 우리 몸은 거대한 우주의 파동 속에 있으며, 이와 동시에 독자적으로 파동을 갖는다. 지구의 자기장이 태양과 달의 운동에 따라 다양하게 변화하는 것처럼 말이다.

인간 역시 태양과 달의 변화에 영향을 받는다. 인체가 자연의 파동에 영향을 받는 것은 지구가 우주의 파동 속에 있기 때문이다. 인간은 우주의 파동에 따라 생명을 이어가는 존재다. 지구는 일종의 거대한 자석과도 같아서 자기장(파동)을 띠고 있다.[8]

지구에서 살아가는 인간도 결국은 지구의 파동에 영향을 받을 수밖에 없다. 인간의 생리도 지구의 전자기장에 의해 조절되므로 그 변화에 따라 좌우된다. 지구의 자기장은 초당 8~16회 정도로 진동하는데, 우리의 뇌와 같은 파동을 갖는다. 지구 자기장은 우리 인간의 생리 주기와도 일치한다.[9]

---

8) 자기장은 철과 니켈 등으로 구성된 외핵이 끊임없이 움직이면서 형성한다고 알려져 있다. 마치 발전기가 전기를 생산하듯이 유도전류가 만들어지고, 이로 인하여 지구의 회전축을 따라 지구 자기장이 형성된다는 것이다.

9) 송과선(松果腺)을 다룬 연구에서도 이러한 사실이 증명되고 있다. 송과선은 두개골의 정중앙에 위치한 기관으로 멜라토닌과 세라토닌이라는 두 가지 신경호르몬을 만들어낸다.

인체 역시 파동 에너지를 갖고 있다. 인체도 자연의 모든 물질과 마찬가지로 원자로 구성되어 있다. 원자는 전자와 양성자로 구성되는데, 이들이 마이너스 또는 플러스 특성을 띠고 있어 반발하기도 하고 서로 끌어당기기도 하면서 파동이 나온다. 이 파동이 바로 에너지의 근원이 되는 것이다.

생물체의 전자기장 정보 교류

인간이 한 번 숨을 들이쉬면 약 1조가 넘는 산소 원자가 인체에 들어와 생명 에너지가 된다. 눈물 한 방울에도 약 1천억 개의 원자가 있다. 인체는 이온교환을 통해 전류를 만들고, 미약한 전기장과 자기장을 형성하고 있다.[10] 우리 몸의 오장육부는 물론 뇌신경 세포, 심장근육 세포, 척수신경 세포 등에 흐르는 이온 전류는 자기장을 발생시킨다.

인체의 에너지장을 건강 증진에 활용할 수 있다고 생각한 러시아의 치앙 칸젠(Chiang Kanzhen) 박사는 "생명체의 고주파는 다른 생명체에 전달되고, 이를 전달받은 생명체는 세포의 변화가 일어난다"고 밝힌 바 있다.

치앙 박사는 생물체들끼리 전자기장 정보를 교류한다는 사실을 알

이 신경 호르몬들은 생리 주기를 조절한다. 지구 자기장에 미세한 변화라도 나타나면 송과선에 영향을 미쳐 멜라토닌이나 세라토닌의 생산량이 줄어들거나 늘어난다고 한다.

10) 인류는 이 같은 생체 전류 외에 인간의 몸에서 방사되는 에너지장에 대해서도 오래전부터 인식해 왔다. 생체 에너지는 일반적으로 '아우라'(aura)라고 한다. 사람이나 물체에서 발산하는 기운 또는 영기(靈氣) 같은 것을 뜻하는 말이다. 성인들의 후광은 영적 진화의 수준이 고도화되었을 때 나타나는 현상이다.

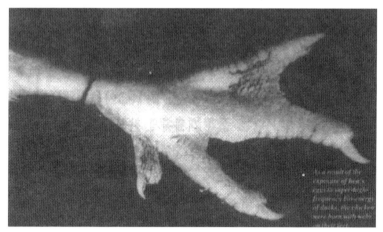

●오리의 생체 전자기장을 쪼인 달걀에서 부화한 병아리들은 발에 물갈퀴가 있는 등 오리의 형질적 특성을 갖고 있었다.

아냈다. 그래서 에너지장으로 밀과 옥수수의 교배종을 만들었다. 밀의 전자기장을 옥수수에 옮겨 심었더니 밀 이삭과 같이 여러 가닥이 나오는 옥수수를 얻을 수 있었다. 또 멜론 새싹의 전자기장을 오이에 옮겨주자 오이가 멜론과 같은 모습을 보였다.

그의 도전은 동물실험으로도 이어졌다. 달걀에 오리의 생체 전자기장을 쪼였더니 부화된 병아리의 25%는 발에 물갈퀴가 있었고, 80%는 머리 모양이 오리와 같이 납작했으며, 70%는 목이 길었다. 오리의 형질적 특성을 그대로 갖고 나온 것이다. 이 실험은 생체 전자기장이 유전자의 발현 패턴을 변화시킬 수 있다는 것을 증명하였다.

생명력은 파동에 의해 조직

미국의 알버트 에이브럼즈 박사는 파동현상을 사람에게 적용했다. 그는 장기별로 각기 다른 파동이 방사된다는 것을 알아냈다. 그리고 파동 에너지를 통해 오장육부의 상태를 체크할 수 있었다.

심지어 그는 환자와 건강한 사람을 구리줄로 연결한 뒤 건강한 사람만 진단하고도 환자의 상태를 파악할 수 있었다. 환자의 파동이 구리줄을 타고 전달된다는 것이다. 이것은 환자에게 특정한 파동을 방사하면 병을 치료할 수 있다는 것을 의미한다.

파동의학은 이런 파동의 특성을 바탕으로 출발하고 있다. 파동의학에서는 인체를 기계적으로 인식하지 않고, 에너지장이 엮여 있는 복잡한 네트워크로 이해한다. 몸의 생명력은 미세한 파동(에너지)에 의해 조직되고 유지되며, 육체 내부의 세포구조·전기 생리적인 기능·내분비 기능도 파동에 의해 조절되고 있다는 것이다. 건강 상태의 변화도 파동으로부터 생긴다고 본다. 이 파동은 세포에 좋은 영향을 줄 수도 있고, 나쁜 영향을 줄 수도 있다.

현대 의학에서도 이런 영역은 미개척지다. 더구나 영혼의 영역 및 육체와 마음의 관계는 여전히 오리무중이다. 영적인 측면은 모든 생명의 에너지적 기반이다. 영적이고 미세한 힘이 보이지 않는다고 해서 없다고 단정할 수는 없다.

인간의 마음(의식)도 에너지이고, 그것이 육체에 직접 영향을 미친다는 것을 우리는 경험적으로 알고 있다. 과학이 아직 그것을 입증하지 못했을 뿐이다. 몸, 마음, 영 사이의 상호관련성을 이해하고 자연

의 법칙을 체득한다면 우리는 좀 더 건강한 세상을 만들 수 있을 것
이다.

치유의 파동으로 병을 치료한다

SF 영화 '매트릭스'는 인간의 몸에서 전기에너지를 생산하는 장면을
담고 있다. 실제로 인체는 전기적 존재다. 전류가 흐르면 자기장이 생
성되는데, 전기장과 자기장은 인간의 몸과 직접적으로 관계되어 있다.

인체는 세포막을 통해 나트륨 이온(Na^+), 칼륨 이온(K^+), 칼슘 이온
(Ca^{2+}), 염화 이온(Cl^-) 등 여러 이온을 끊임없이 교환하고 있다. 이온
들은 우리 몸에 신경 임펄스라 불리는 독특한 전기 흐름을 만들어낸

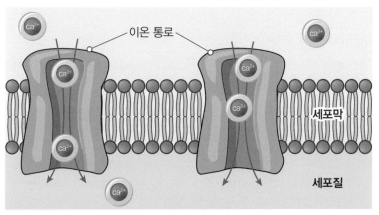

● 이온들의 전위차는 전자의 흐름과 미약한 전류를 만든다.

다. 온몸의 신경계는 이온을 통해 전기 형태의 신경 에너지로 작동한다. 따라서 이온이 없으면 신경 임펄스도 없다.

그렇다면 어떤 원리로 전기를 생성할까? 세포는 안과 밖의 이온 농도가 달라서 서로 다른 전하를 띠게 된다. 세포와 세포 사이에 있는 세포막에는 이온 통로라는 일종의 미세한 출입구가 있다. 이 출입구가 열리면 이온이 흘러들면서 미약하나마 전기가 생성된다.

막 전위는 세포 내외의 물질 이온 농도 차이에 의해서 생겨난다. 이온들의 전위차는 전자의 흐름과 미약한 전류를 만든다.[11] 전류는 그 주위에 자기장을 형성한다. 생명체도 생명 활동을 하는 동시에 자기장을 만들어내는데, 이를 '생체 전자기장'(biomagnetism)이라 한다. 생체 전자기는 인체의 여러 부위에서 발생되는데 심장에서 발생되는 전자기 신호가 가장 크다. 심장 외에도 뇌, 눈, 위 및 소화기관, 근육, 피부에서도 생체 전자기가 발생된다.

몸도 에너지 덩어리

인간의 몸도 에너지 덩어리이며, 파동 에너지를 내뿜고 있다. 인체의 파동 에너지에는 인체의 상태가 빠짐없이 기록되어 있다. 몸에서 나오는 파동에 정보가 실려 있다는 것은 실험을 통해 입증되고 있다. 심

---

11) 빌 브라이슨, 『바디』, p.260. 세포 수준에서의 전기는 지극히 미약하지만 1m에 걸쳐서 본다면 어마어마한 전기가 생성된다. 세포 수준에서는 100mV에 불과하지만, 1m에 걸쳐서 보면 3,000만V에 해당한다. 번개가 한 번 치는 것과 비슷하다. 다만 이런 전기가 동시에 발생하지 않기 때문에 느끼지 못할 뿐이다.

지어 하나의 체세포로부터 어떻게 눈과 귀, 위장과 대장이 분화될 수 있는지에 대한 답을 파동에서 찾을 수 있다는 주장도 있다.

미국 예일대학의 해럴드 섹스톤 버(Harold Saxton Burr) 교수는 "생명체의 외부에는 형상에 대한 정보가 실려 있는 에너지장이 존재하며, 이 틀에 의해 세포가 제멋대로 분열하지 않고 특정 형태로 분열해 간다"고 주장했다. 만물은 파동이라는 이름의 이 '정보 에너지'를 통해 서로 통신을 주고받는다는 것이다.

인체의 각 장기는 고유한 파동을 가지고 있어 이 파장을 바로잡으면 병을 조절할 수 있다.[12] 2004년 워싱턴 의과대학 빅터 마샬(Victor Marcial) 박사(방사선 종양학)는 스칼라파(Scalar Wave)[13]로 만성증세들을 치료하는 결과를 얻었다고 한다.[14]

---

12) 파동 정보를 해독하면 우리는 내시경이나 컴퓨터 단층 촬영, 방사선 사진, 혹은 수술을 하지 않고도 몸과 마음의 상태를 진단할 수 있다. 1980년대 후반 개발된 의료장비 MRA(Magnetic Resonance Analyzer)도 이 같은 파동의 특성을 이용한 것이다.
13) 스칼라파의 선구자는 니콜라 테슬라(Nikola Tesla)다. 테슬라는 에디슨과 동시대 사람으로 에디슨을 능가하는 천재 과학자라는 평가를 받고 있다. 테슬러가 발명한 코일에서는 스칼라파가 발생되었는데, 이것이 인체에 유익하다는 사실이 밝혀졌다. 스칼라파를 인체에 방사하면 고밀도의 스칼라파가 병의 근원의 파동을 변화시켜 질병을 치료한다고 알려져 있다.
14) 스칼라파를 방사한 환자들은 시력을 되찾게 되었고, 신장결석이 사라졌으며, 파킨슨병과 뇌졸중이 치료되었다고 한다. 미국의 운동생리학자 헌트(Valerie Hunt) 여사도 스칼라파가 인체에 미치는 영향에 관하여 집중적으로 연구했다. 헌트 여사가 정리한 스칼라파의 적응증은 다음과 같다: 인체의 순환기능을 개선시킨다. 여러 가지 생화학적 기능을 향상시킨다. 시험관 실험에서 면역세포 및 내분비 세포의 기능과 뇌기능을 향상시킨다. 상처의 치유를 촉진한다. 통증을 완화시키는 데 마약 진통제만큼 효과적이

이 같은 파동요법은 특정한 치료의 정보를 담은 에너지 파동을 방사함으로써 인체의 병을 치료하는 것이다. 병이나 장기도 하나의 파동을 갖고 있는데, 치료 파동을 방사함으로 교란된 파동을 건강한 파동으로 바꾸어 줄 수 있다는 것이다. 병이 있는 장기의 파동이 치료의 파동과 공명함으로써 병이 치료된다는 원리다.

치유 파동과 공명

파동은 동일한 파장대의 물체를 만나면 '공명'하는 특성이 있다. 공명 현상은 정보 전달이라는 말로 대체해도 좋다. 정보 전달은 공명으로 이루어진다. 주파수가 같거나 비슷한 것끼리는 공명 현상을 보인다.

공명 현상을 설명하는 데는 소리굽쇠가 좋은 예가 된다. 여러 개의 소리굽쇠를 책상 위에 올려놓은 뒤 일정한 거리에서 특정한 소리굽쇠를 울리면 책상 위에 놓인 소리굽쇠(손 대지 않은)가 울리는 현상을 확인할 수 있다. 이것이 바로 공명 현상이다.[15]

다만 파동요법이 일시적으로 병증을 완화하는 데는 효과를 발휘할 수 있을지 모르나 그것만으로 모든 문제를 해결할 수는 없다. 장기나 혈액에서 좋지 못한 파동이 형성된 근본적인 원인을 해소하는 것이 더 중요하다는 것이다.

다. 감정의 응어리를 제거해 준다. 마약 중독을 해결해 줄 수 있다. 피부 발진이나 피부과 질환, 바이러스 및 세균 감염, 암, C형간염 및 뇌졸중 등에 효과가 있다.

15) 이때 소리굽쇠는 옥타브가 달라도 서로 공명한다. 예를 들면 440Hz의 소리굽쇠는 1옥타브 아래의 220Hz, 혹은 1옥타브 위의 880Hz의 소리굽쇠와 공명한다. 즉, 440Hz의 약수(約數) 혹은 배수(倍數) 관계에 있는 주파수가 서로 공명하는 것이다.

파동은 균형을 추구한다

이런 생체 에너지는 사진으로 촬영해 눈으로 확인할 수 있다. 소련의 전기 기술자였던 키를리안이 찾아낸 방법이다. 1939년 키를리안은 인체에서 방사되는 생체 에너지를 촬영하는 방법을 찾아냈다. 키를리안은 전기 치료를 하는 환자의 피부와 전극 사이에서 이상한 빛이 반짝이는 것을 보았는데, '저것을 사진으로 찍을 수 없을까?'라는 고민 끝에 '키를리안 사진'을 발명해 냈다.

키를리안은 건강한 상태의 몸과 질환 후 몸의 상태가 다르다는 것을 사진촬영을 통해 알아냈다. 놀라운 것은 신체의 이상에 대한 정보가 미리 나타난다는 사실이었다. 병이 나타나기도 전에 에너지의 상태가 먼저 달라진다는 것이다.

그는 나뭇잎을 가지고 많은 실험을 하였다. 그리고 이상이 없어 보이는 나뭇잎도 병에 걸렸는지 여부를 알 수 있다는 것이 확인되었다. 인체 에너지는 육체적·정신적 상태에 따라 변하며, 생각도 이미지에 변화를 남긴다고 한다. 이 같은 사실은 인체의 에너지 체계가 생명 체계(혈관, 신경, 소화계통과 같은)와 관계가 있다는 것을 의미한다.

생체 에너지에 대해 연구하던 미국의 켄달 존슨은 이를 한 단계 더 발전시켰다. 그는 명상 후 인체에서 선명한 아우라(aura)가 관찰되고, 동양의학이 말하는 침자리(경혈)를 자극하면 손가락 주위에서 아우라의 방출량이 많아진다는 것을 확인했다.

인체의 생체 전류가 경락(경혈)을 중심으로 흐른다는 것을 전기실험을 통해 밝혀낸 것이다. 일본의 한 전기공학 박사도 인체에 미세한

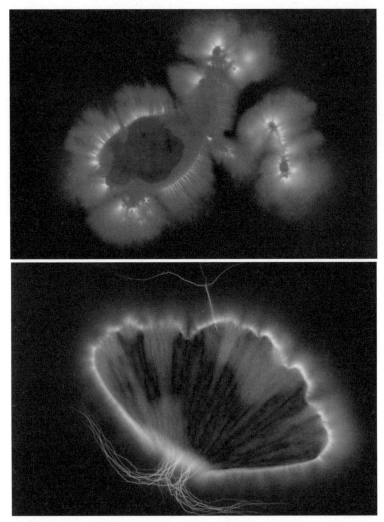

● 식물이나 동물(개구리)의 에너지가 나타나는 '키를리안 사진'은 에너지를 눈으로 볼
수 있게 확인시켜 주었다.

전류를 흘려보냈더니, 이 전류가 흐르는 통로가 기존의 경락 체계와 80% 이상 일치한다는 연구 결과를 발표했다.

경락으로 파동 조절

동양의학은 에너지가 흐르는 인체의 통로를 경락(經絡)이라 하여 상세하게 밝혀놓고 있다.[16] 경락은 내장의 기가 체표로 반사되는 통로 역할을 하며, 혈(穴)은 경락의 기와 혈이 신체 표면에 모여들고 흘러들며 통과하는 중점 부위를 말한다.

따라서 경락과 경혈만 살펴도 내부 장기의 상태를 알 수 있고, 경락을 다스림으로써 내부 장기를 다룰 수 있다는 것이다. 즉, 피부에 각종 자극(침, 뜸, 지압, 따기 등)을 가하면 체내의 파동이 조절되고 치료의 효과를 얻게 된다고 말한다.

파동 에너지에서 중요한 것은 균형이다. 고대 동양의학은 음양의 균형이 잘 잡혀 있는 상태를 건강한 몸이라고 보았다. 에너지의 균형이 무너지면 각 장기에서 평형상태가 무너지고, 조화롭지 못한 패턴과 질환으로 드러난다. 경락 에너지 흐름의 불균형은 장기에 병적 변화를 가져온다.

과식, 지나친 노동, 과도한 스트레스, 과음, 과도한 흡연 등은 균형을 넘어섰다는 것을 의미한다. 이것들이 건강에 악영향을 끼친다는

---

16) 인체에서 세로로 흐르는 것을 '경'(經)이라 하고, 이 경과 경을 가로로 이어주는 통로를 '낙'(絡)이라 한다. 경락은 12개의 정경(正經)과 8개의 기경팔맥(奇經八脈), 15개의 낙맥(絡脈)으로 이루어져 있다.

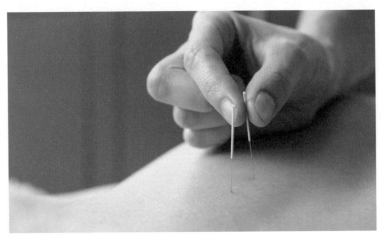

● 피부에 각종 자극(침, 뜸, 지압, 따기 등)을 가하면 체내의 파동이 조절되고 치료의
효과를 얻게 된다.

것은 누구나 알고 있는 상식이다. 심지어 운동이나 휴식조차 과도하
면 건강을 해칠 수 있다.

온전한 의미에서 건강이란 모든 기관이 균형 상태에서 유연하게 작
용하고, 에너지가 자유롭게 순환하는 것을 말한다. 나이가 들면 신체
적인 능력이 떨어지는 것은 당연한 일이다. 그러나 몸은 언제나 건강
한 상태를 지향한다. 예를 들어 몸이 차가워지면 스스로 열을 내 균형
을 맞추려 한다. 『동의보감』에서 병 치료의 원칙으로 균형을 강조한
것도 그만한 이유가 있다. 병은 균형이 무너진 데서 온 것이고, 균형
을 맞춰주면 치료된다.[17]

---

17) "寒者熱之, 熱者寒之. 微者逆之, 甚者從之. 堅者削之, 客者除之. 勞者溫之, 結者散之.

우리가 할 일은 몸이 원하는 작용을 도와주는 것이다. 우리 몸은 뜨거울 때 차게 해주고, 피로할 때 쉬어주고, 뭉친 것은 풀어주고, 마른 것은 적셔주기를 원한다. 마사지도 이런 원리에 따라 몸을 이완시키고 건강을 회복하도록 돕는다. 혈액이 막힌 것을 잘 통하게 하면 통증도 없어지고 건강도 회복할 수 있다.

건강한 척하면 건강해진다

건강에 영향을 미치는 요소는 다양하다. 그 다양한 요소들이 어떤 것들이 있는지, 그것들이 어떻게 우리 몸에 영향을 미치는지 알아야만 효율적으로 대응할 수 있다. 병을 일으키는 요소 가운데는 정신적인 요인도 있다. 부정적인 사고는 에너지의 자유로운 흐름을 방해한다. 이런 상태가 지속되면 인체에 영향을 미치고, 결국 병에 걸리는 것이다.

스트레스가 혈액을 산성화한다

우리의 정신은 세포 하나하나에 영향을 미친다. 예를 들어 화병이라는 것이 있다. 미국정신의학회는 1995년 화병을 'hwabyung'이라고 표기하고, 분노를 억제해서 생기는 분노 증후군으로 설명하고 있다. 화병의 증상으로는 불면증, 집중력 저하, 신경과민, 우울증, 분노, 근

留者攻之, 燥者濡之. 急者緩之, 散者收之. 損者益之, 逸者行之, 驚者平之. 上之下之, 摩之浴之, 薄之劫之, 開之發之, 適事爲故"(『東醫寶鑑』≪雜病≫篇 卷1 用藥).

심, 불안감, 두통, 가슴 뜀, 가슴의 응어리, 식욕 부진, 소화 불량, 만성 피로 등의 신체적 변화가 있다.

화가 치민 상태가 되면 머리에 피가 모이고, 말단의 혈류는 멈추게 된다. 이와 함께 수소 양이온이 많아지면서 혈액이 산성을 띠게 된다. 혈액이 산성화되면 호르몬의 균형이 흔들리고, 혈류도 방해받게 된다. 그 결과 소화 장애, 체온 저하, 지속적인 스트레스 상태에 놓이게 되어 질병에 이르게 된다.

이렇게 되면 혈액 중의 적혈구가 서로 엉겨 붙어 끈적끈적한 상태가 된다. 스트레스를 받으면 적혈구의 전하가 감소하여 서로 엉겨 붙는다. 적혈구는 적혈구끼리 뒤엉키고, 혈관 벽에까지 붙어 모세혈관이 유령화된다.

스트레스가 쌓이면 면역체계 노화가 빨라진다는 연구 결과도 있다. 미국 캘리포니아대학 에릭 글로패크 교수팀은 스트레스가 면역체계의 노화를 촉진해 암과 같은 질병을 가져온다는 연구 결과를 발표했다. 50세 이상 5,700여 명의 혈액 세포들을 분석한 결과, 스트레스 점수가 높을수록 면역세포의 수가 적고 백혈구가 노쇠한 것으로 나타났다고 한다.[18]

육체는 마음의 노예

불교에 '일체유심조'(一切唯心造)란 말이 있다. 세상사 모든 일은 마음

---

[18] 이 연구 결과는 2022년 11월 미국 ≪국립과학원 회보≫(Proceedings of the National Academy of Sciences)에 실렸다.

먹기에 달려 있다는 뜻이다. 청담(靑潭)선사도 팔만대장경 전부를 두 글자로 줄이면 '마음'이라고 했다.

마음이 즐거우면 밝고 즐거운 운명을 만들어낸다. 생각은 행동이 되고, 행동은 습관을 낳고, 습관은 운명을 만든다. '나는 몸이 약해' '나는 머리가 나빠' '나는 하는 일마다 안 풀려' 하는 마음을 갖게 되면, 그것은 고정관념이 되고 현상으로 만들어진다.

달걀을 품으면 병아리가 나오고, 독수리 알을 품으면 독수리가 나온다. 내가 갖는 마음이 나를 만들고 삶을 만든다. 현재 자신의 모습은 자신이 가진 마음의 결과물이다. 부정적인 마음으로 가득 차 있다면 빨리 버려라. 부정적인 생각은 암이 우리의 육체를 파괴하듯 우리의 삶을 파괴한다. 마음도 파동을 갖는데, 우리가 갖는 마음의 파동은 육체와 정신의 건강, 행복에까지 영향을 미친다는 것을 잊지 말아야 한다.

건강한 척하는 원칙

마음과 사물의 변화에 대한 이치를 눈으로 확인하게 해주는 사례가 있다. 에모토 마사루 소장(IHM종합연구소)은 파동이 어떻게 작동하는지 물의 결정을 통해 설명한다. 그는 마음의 파동이 몸과 물질 세계에 미치는 영향에 대해 사진으로 보여주고 있다.[19]

---

19) 물에 마음을 표현한 뒤 아주 적은 양을 접시에 떨어뜨려 섭씨 영하 20도 이하의 냉동실에 넣고 3시간 정도 얼린 후 그것의 결정 구조를 고성능 현미경을 통해 사진으로 포착한 실험이다. 이 실험은 인간의 생각과 의식이 몸에 영향을 미칠 수 있을 뿐 아니라 물질 세계의 변화까지 가져올 수 있음을 보여주었다는 점에서 매우 놀랍다.

에모토는 먼저 '사랑', '감사'라는 글자를 보여주고 물의 결정을 촬영했다. 이어서 욕설 등 대비적인 언어들을 들려준 뒤 그 변화를 카메라에 담았다.

물에게 "고맙습니다"라고 말하고 찍은 물의 결정 사진과 "망할 놈"이라고 욕설을 내뱉은 뒤 찍은 사진은 확연하게 달랐다. 인간의 언어가 강력한 메시지 전달력을 가졌다는 것을 물의 결정을 통해 입증한 것이다.

인간의 생각과 언어가 물상에 영향을 줄지도 모른다는 것을 어떻게 생각해 냈을까? 그가 촬영한 수십 장의 사진 가운데 가장 화려한 결정을 보인 사진은 '사랑', '감사'라는 글자를 보여주고 찍은 사진이다. "고맙습니다"라고 말하고 찍은 사진도 비슷했다. 결국 이 실험은 파동이 우리를 둘러싸고 있는 모든 물질, 그리고 우리 몸에까지 영향을 끼친다는 것을 확인하게 해주었다.

이 같은 파동의 특성을 우리 삶에 유익하게 활용할 필요가 있다. '그런 척하기(as if) 원칙'이 있다. 곧 어떤 자질이나 물건을 갖고 싶으면 그것을 이미 가지고 있는 것처럼 행동하는 것이다. 즐거운 인생을 원한다면 먼저 유쾌한 척하라. 건강한 몸을 원한다면 건강한 척하라. 행동은 감정에 따르는 것 같지만 사실 행동과 감정은 병행한다. 따라서 우리는 행동을 조정함으로써 감정을 조정할 수 있다.

어싱이 혈액을 맑게 한다

자연으로 들어가 맨발로 산책해 보라. 요즘은 맨발로 걸을 수 있는 산책로도 많이 개발되어 있다. 맨발로 걷는 것을 '어싱'(earthing)이라고 하는데, 이는 우리 몸을 지구표면과 밀착시키는 것을 말한다.

어싱의 선구자는 미국의 클린턴 오버(Clinton Ober)로, 그는 간농양을 앓다가 어싱의 효과를 알게 됐다. 그는 맨발로 땅을 밟고 걷는 것만으로 자신의 병을 치유했다.

이것이 가능한 것은 지구가 거대한 음전하를 띠고 있기 때문이다.

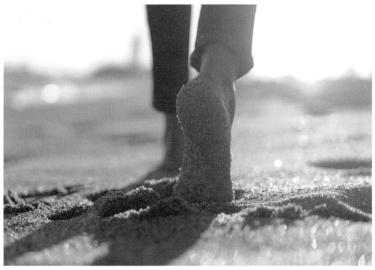

● 맨발 산책은 해변을 걷는 것이 가장 효과적이다. 바다의 미네랄이 어싱의 효과를 극대화한다.

인체가 땅에 연결되면 외부의 전자기장으로부터 차단된다. 그러면 혈액순환에 장애를 일으키던 몸속의 정전기가 땅으로 빠져나간다.

반대로 지구의 음전하는 발바닥을 통해 인체로 유입된다. 서로의 전자를 교환한 인체와 지구는 0볼트를 유지한다. 음전하는 활성산소를 중성화해 염증을 억제한다. 인체는 음전하와 양전하의 균형이 유지되고 있는데, 이에 불균형이 발생하면 질병에 노출되기 쉽다.

또한 음이온이 부족해지면 인체는 활성산소가 과다하게 발생해 염증으로 인한 만성병에 걸리기 쉽다. 전하의 불균형이 발생하면 신경 기능도 약해질 수 있다. 신경 신호의 전달과정에도 음과 양의 전하 차이가 작용하기 때문이다.

어싱이 혈액의 점도 낮춰

어싱은 혈액의 점도를 낮춰 혈액순환을 원활하게 하고, 인체 조직 세포에 영양소와 산소를 원활히 공급되도록 한다.

전하의 균형이 깨지면 혈액의 흐름이 정체되어 혈관 벽에 쌓이게 된다. 혈관에 정전기가 발생하는 이유는 무엇일까? 혈관 속에 있는 미네랄은 이온화되어 각자의 특성에 따라 양성이나 음성의 전하를 띤다. 적혈구와 혈관 벽은 음전하를 띠고 있기 때문에 달라붙지 않고 서로 밀어낸다.

그런데 독소, 스트레스, 전자파 등의 영향으로 혈관 벽에 마찰이 생기면 정전기가 일어난다. 정전기가 발생하면 적혈구가 서로 붙게 되고, 혈액이 끈적해진다. 몇 개의 적혈구가 붙어 있으면 모세혈관을 통과하지 못하고 혈관을 막아버린다. 혈관이 막혀 혈액 공급을 받지 못한 세포는 산소와 영양 부족을 일으키고, 노폐물이 축적되어 사멸한다.[20]

혈액순환이 원활하지 않아 발생하는 얼굴 부종도 알고 보면 정전기가 원인이라고 볼 수 있다. 일본의 호리 야스노리 교수는 아토피, 탈모, 치매, 암, 당뇨 등을 일으키는 주범이 인체에서 발생하는 정전기이며, 자연과 접촉하는 행위는 우리 몸속에 축적된 정전기를 체외로 빼내는 것이라고 말한다.

호리 교수에 따르면, 혈관 속에서 정전기가 늘어나면 적혈구의 표면에서 전하의 균형이 무너지기 때문에 적혈구끼리 달라붙어 혈액의 상태가 나빠진다고 한다. 또 혈관 벽에 정전기가 쌓이면 그곳에 물 분자가 달라붙어 혈관이 좁아지거나 혈관의 수가 줄어 부종이 된다고 한다.[21]

미네랄 이온이 정전기를 중화한다

부종을 없애기 위해서는 먼저 체내 정전기를 제거해야 한다. 부종이 없어지면 얼굴도 작아진다. 어싱을 자주 하는 것이 현실적으로 어렵다면, 부분적으로 적용할 수도 있다. 방법도 간단하다. 소금이나 죽염을 녹인 물을 얼굴이나 몸에 뿌린 후 수건으로 닦아내면 끝이다. 소금

---

20) 호리 야스노리, 『모든 병은 몸속 정전기가 원인이다』, 김서연 옮김(서울: 전나무숲, 2013), pp.49–51.
21) 호리 야스노리, 『모든 병은 몸속 정전기가 원인이다』, pp.50–51.

물에는 미네랄이 풍부한데, 그것들이 체내의 정전기를 해소함으로써 피부세포를 활성화하는 데 도움이 된다.

미네랄 이온의 기능을 활용한 것이 자미원 화장품이다. 피부 노화, 주름, 색소 침착 등은 물론 피부 트러블까지 해소하는 데 매우 효과적이다. 이온화된 미네랄이 정전기를 중화하면, 뭉쳐 있던 적혈구가 서로 떨어지고 혈관 벽에 달라붙었던 물질들도 혈류를 타고 흘러가버린다.

지금까지 밝혀진 어싱이 건강에 미치는 효과를 정리하면 다음과 같다.

첫째, 독성을 중화하여 혈액을 맑게 한다.

둘째, 세포를 활성화함으로써 정상 체온을 유지하게 해준다.

셋째, 자연 치유력을 강화한다. 정혈작용, 세포 활성화 등은 인체의 자연 치유력을 증가시킨다.

넷째, 면역력을 강화하여 인체 건강 유지에 도움을 준다.

다섯째, 염증을 완화하고 노화 방지에 효과가 있다.

여섯째, 여성의 피부, 생리, 갱년기에 도움을 준다.

일곱째, 정전기를 해소함으로써 혈액순환을 개선한다.

전자파는 피하는 것이 최선이다

인간은 전기적 존재다. 우리 몸의 생명 활동은 전기 때문에 가능하다. 지금 이 순간에도 뇌를 비롯한 모든 장기, 세포까지도 전기 파동을 방출하고 있다. 1936년 인간을 대상으로 전자기장 실험을 했던 예일대학 해럴드 버 교수는 "전기는 자연의 행동방식"이라고 했다.

우리의 몸은 그 생체 전기적 구조 때문에 전자기장의 영향으로부터 자유롭지 못하다는 것이 문제다. 강한 전자파에 장기간 노출되면 인체 내에 유도전류가 형성돼 호르몬 분비 체계나 면역세포 등에 영향을 받는다. 그 결과 두통이나 수면 장애, 기억력 상실 등의 증상이 나타날 수 있다. 스마트폰의 전자파가 호르몬 분비 체계를 혼란시킬 수 있다는 연구 결과도 있다.

우리를 둘러싼 전자기장 상황은 우리에게 유리하지 않다. 인간은 유해한 파동에 완전히 포위된 상태에 있다. 우리가 사용하는 거의 모든 물건이 위험한 전자파를 방출하고 있다. 이들 전자파는 세포가 주고받는 파동의 전달까지 방해한다.

MRI 촬영을 피하라

자기장도 피해야 할 파동이다. 우리 몸의 자기장이 외부의 자기장에 침해받으면 세포막을 통해 전송되는 전기 자극을 방해해 세포끼리 주고받는 메시지에 혼란이 생긴다.[22] 따라서 MRI(자기공명영상) 촬영은 가

---

22) 앤 루이스 기틀먼, 『전자파가 내 몸을 망친다』, 윤동구 옮김(서울: 랜덤하우스, 2011),

능하면 피해야 할 의료 검사다. MRI는 강력한 자기장을 이용해 세포 내에 있는 물의 수소와 산소 분자를 들뜨게 하여 그 움직임을 영상으로 표시하는 방법이다. 특정 부위의 혈관을 영상화할 수 있으며, 뇌와 척수 등을 검사할 때 사용된다.

그런데 MRI에서 발생하는 강력한 자기장이 세포를 자극해 DNA를 변형시키기도 하며,[23] 조영제로 인한 부작용도 우려된다. 조영제 부작용 신고 건수가 최근 10년간 20만 건에 육박하고 있다.[24] 조영제의 대표적인 부작용은 과민반응과 갑상샘 중독증, 신부전, 폐부종, 혈전증 등이다.

부작용을 피하는 방법은 MRI 검사를 줄이는 것이다. 치료의 목적이 아니라 단순 건강검진 차원에서 받는 검사는 자제할 필요가 있다. 조영제를 쓰지 않는 초음파 등 대체 가능한 검사도 고려해 볼 필요가 있다.

---

pp.41-48.

23) MRI 자기장은 지구 자기장의 5만 배에 달할 정도로 강력하다. 몸에 심박조율기나 펌프 같은 금속 삽입물이 있거나, 보청기 또는 문신이 있는 경우에는 금지된다. 동물실험에서는 자기장에 의해 암세포가 증식하기도 하고, 눈과 귀가 손상되기도 했다. 사람에게는 두통과 화상, 섬유증, 폐소공포증, 혈전 등이 나타나기도 한다.

24) 조영제는 MRI 검사 시 영상의 대조도를 높여 조직이나 혈관의 병변을 명확하게 구별해 내기 위해 사용하는 물질이다. 식약처에 따르면 2012년부터 2022년 6월까지 조영제 부작용 보고 건수가 18만 7,404건인 것으로 집계됐다.

CT 촬영을 줄이라

CT 검사의 위험성에 대한 경고는 오래전부터 있어 왔다. 컬럼비아대학의 브레너 박사의 논문에 의하면, 45세 미국인이 CT 전신검사를 1회 받을 경우 암에 걸려 죽을 확률은 150명 중 한 명꼴이며, 이 검사를 30년 동안 매년 받으면 그 확률이 50명 중 한 명으로 높아진다고 한다.[25] CT 촬영 시 사용되는 조영제는 백내장이나 갑상샘 기능 저하, 암, 뇌졸중 등의 원인이 되기도 한다.

CT 촬영에서 방출되는 방사선의 양은 X-선 촬영의 200~300배에 이른다. 전신 촬영(12~25mSV)을 하면 히로시마 원폭 투하 당시 생존한 피폭자들이 받은 양과 비슷한 양(20mSV)에 노출된다. 당시 생존자는 대부분 후에 암으로 사망하고, 기형아를 출산하는 등 후유증을 앓았다.[26]

CT 장비 보급 세계 1위는 일본이며, 2위는 한국이다. 그래서인지 일본인의 피폭 방사선량은 세계 최고 수준이며, 한국인도 세계 평균보다는 높다.[27] 영국 옥스퍼드대학의 발표(2004년)에 따르면, 일본에

---

25) 이노우에 요시야스 엮음, 『건강의 배신』, 김경원 옮김(서울: 돌베개, 2014), p.336. 2004년 미국의 전문지 ≪방사선학≫(Radiology)에 실린 논문인데, 이 논문에 따르면 CT 촬영으로 암 등 질병을 찾아낼 가능성은 1.5~2%밖에 되지 않는다고 한다. CT 촬영을 하는 사람 3명 중 1명은 촬영이 필요 없다고도 주장한다.

26) 이노우에 요시야스 엮음, 『건강의 배신』, pp.32~33. 미국에서는 매년 15세 이하 아동 60만 명이 CT 검사를 받으며, 그중 500여 명이 방사선 축적으로 인한 암으로 사망하는 것으로 보고됐다. 현재 우리나라의 연간 방사선 허용량은 1mSv다.

27) 유엔과학위원회에 따르면, 전 세계적으로 1인당 연평균 2.4mSv의 자연방사선을 맞는다고 한다. 우리나라 사람들의 연평균 피폭량은 그보다 조금 높은 3.08mSv다.

서 암에 걸리는 원인의 3.2%가 의료기관의 진단 피폭으로 추정된다고 한다. 일본인의 피폭 방사선량이 많은 원인은 CT 검사 때문이라는 것이다.

▶ **의료기기별 방사선 노출량(1회 촬영 시)과 진단 질병**[28]

기기	방사선량(mSv)	진단하는 질병
가슴 X-선	0.2~0.34	폐렴, 폐결핵, 폐암 등
흉부 CT	0~15	폐암, 식도암, 결핵 등
뇌 · 두부 CT	8~10	뇌종양, 뇌경색, 뇌출혈 등
복부 · 골반 CT	10~15	간암, 지방간, 췌장암 등
치과 CT, X-선	0.01~0.09	충치 등
PET-CT	20~30	각종 암과 치매

전기장판의 전원을 끄자

전기장판에서는 '전자파'(Electromagnetic wave)가 발생한다. 그것도 상당히 높은 수치로 말이다. 국내에서 시판되는 전기장판(60Hz 대역)의 전자파 세기는 약 34.1mG(밀리가우스)다.[29] 약 20m 떨어진 송전탑의 자기장 세기가 1mG에 불과한 것을 감안하면 상당히 높은 수치다. 베르트하이머 박사는 전기장판이 5mG 이상의 전자기장(EMF)을 몸속

---

28) 이노우에 요시야스 엮음, 『건강의 배신』, pp.31-47.
29) 국립전파연구원이 지난 2012년도에 발표한 '생활기기 및 휴대전화 전자파의 안전이용 가이드라인 개발 연구에 관한 연구'에 실린 내용이다.

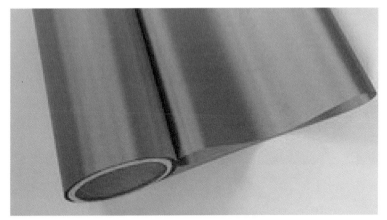

● 전기장판을 사용할 때는 전자파 차단 섬유를 활용하는 것이 좋다.

10cm까지 침투시킨다고 주장한다.[30]

전기장판을 사용할 때는 이불을 잠시 데우는 용도로만 쓰고 침대에 오르면 바로 끈 뒤 플러그까지 빼는 것이 좋다.

또 전기장판과 신체 밀착 부위의 이격 거리를 벌리는 방법이 있다. 3~5cm의 두꺼운 이불을 깔고 전기장판을 사용하면 전자파 세기를 50%가량 줄일 수 있다. 전기장판 위에 전자파 차단 천을 덮고, 그 위에 두꺼운 이불을 까는 방법도 좋다.

지혜로운 스마트폰 사용

스마트폰은 심각한 전자파 발생장치다. 긴 통화 시 얼굴이 화끈거리

---

30) 앤 루이스 기틀먼, 『전자파가 내 몸을 망친다』, p.99.

고, 머리가 아픈 증상은 누구나 경험할 정도다. 스마트폰의 전자파는 남성의 생식 능력까지 떨어뜨린다는 연구 결과도 있다.[31] 세계보건기구(WHO) 산하 국제암연구소(IARC)도 스마트폰의 전자파를 발암 유발 물질로 분류했다.[32]

스마트폰이 전자레인지와 같은 마이크로파를 사용하기 때문이다. 스마트폰을 사용하면 귀에서 3cm 내에 있는 측두엽의 대뇌피질이 전자파에 노출된다. 스마트폰의 전자파가 '혈액-뇌 관문'에 장애를 일으킬 수 있으며, 뇌종양의 발생 빈도를 증가시킨다는 보고도 있다. 전자파는 멜라토닌 생성을 억제할 뿐 아니라 암을 유발할 수 있다.

중요한 것은 취학 전 어린이에게 스마트폰을 쥐어주지 않는 것이다. 이는 아이들의 손에 들려주기엔 너무 위험한 물건이다. 아이들이 귀에 대는 순간은 특히 더 그렇다. 스마트폰의 전자파로부터 벗어날 수 있는 길은 없다. 단지 줄일 수 있을 뿐이다. 무선 신호는 안테나에서 멀어질수록 그 영향력이 약해진다. 따라서 스피커폰이나 공기튜브로 된 이어폰을 이용하면 도움이 된다. 그리고 통화는 가능한 한 짧게 하는 것이 좋다. 뇌종양의 위험은 평생 누적된 전자파 노출량에 따라

---

31) 2014년 영국 엑세터대학 연구진은 "휴대전화가 내뿜는 전자파에 노출되면 정액의 질이 조금씩, 그러나 꾸준히 저하된다. 휴대전화가 발산하는 무선주파수 전자파에 노출되는 것이 정자 운동률을 평균 8.1%, 생존율을 평균 9.1% 감소시키는 것과 연관이 있음을 발견했다"고 밝혔다.

32) 국제암연구소는 2011년에 휴대전화 등 무선통신 기기에서 발생하는 전자파를 발암 유발 물질로 분류했다. 또 매일 30분 이상 10년 이상 휴대전화를 사용한 사람은 그렇지 않은 사람에 비해 뇌종양과 청신경증 발병률이 40% 이상 높다고 발표한 바 있다.

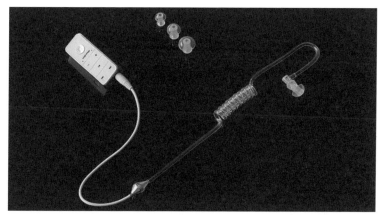

● 공기의 진동을 통해 소리를 전하는 이어폰을 활용하면 전자파 노출을 줄이는 데 도움이 된다.

달라진다.

　최대한 피해야 할 것은 머리맡에 스마트폰을 두고 자는 것이다. 전자파도 문제지만 블루 라이트도 숙면을 방해한다. 이 빛은 눈의 각막이나 수정체로 흡수되지 않고 망막까지 도달하는 것으로 알려져 있다. 잠을 자기 직전까지 블루 라이트를 받으면 잠이 잘 오지 않고 숙면도 취할 수 없다. 취침 2시간 전에는 스마트폰이나 컴퓨터 사용을 중단해야 한다.

천일염의 미네랄 활용

흥미로운 것은 미네랄이 전자파에 맞서 우리를 지켜준다는 사실이다. 인간의 몸에는 마치 생체의 배터리처럼 기능하는 세포가 있다. 미네

▶ 미네랄의 종류와 역할

미네랄	역할
칼슘	인체 내 영양분들이 대사 작용에 적절하게 반응할 수 있도록 돕는다. 또한 세포 분열, 세포 내 효소의 활성화를 돕고, 세포 내 활성 물질은 세포막을 통해 배출하는 등의 작용을 한다.
마그네슘	당질이나 지질의 대사 작용에 필요한 효소를 활성화한다. 에너지 대사나 단백질 합성에 관여한다. 피부를 보호하고 상처 입은 피부의 회복을 촉진한다.
칼륨	세포 내 체액의 균형을 조절하며, 신경과 근육의 자극을 전달한다. 단백질이나 DNA 합성, 체액의 pH 균형을 유지하며, 각종 효소의 활성화를 돕는다. 피부세포에 영양 성분을 전달한다.
인	뼈와 치아의 주성분일 뿐 아니라 세포를 구성하는 소기관의 생체막의 주성분이다. 체온을 유지하고 생명 고분자를 합성한다. DNA, RNA의 성분이기 때문에 생명 활동에 반드시 필요한 미네랄이다.
나트륨	세포의 수분 밸런스를 조절한다. 근육이나 신경의 흥분을 가라앉히는 작용을 하고, 체액의 산성·알칼리성을 조절한다.
셀레늄	사람과 동물이 건강을 유지하는 데 반드시 필요한 원소다. 셀레늄은 천연비타민E의 무려 1,970배나 되는 항산화 작용을 통해 세포를 보호한다.
황	의약품, 화약 등에 이용되어 왔다. 손톱, 머리카락의 구성 성분으로, 피부와 모발을 건강하게 하고 피부 노화를 지연한다.
아연	효소 반응을 활성화하고, 체내의 다양한 대사 활동에 빠져서는 안 되는 중요한 미네랄이다. 단백질 형성, 세포 분열과 관련이 있어 신체 성장이나 세포 재생에서 매우 중요한 역할을 한다.
망간	세포 내 에너지를 생산하는 미토콘드리아 안에 많이 들어 있다. 단백질이나 지질의 대사를 촉진하는 효소의 활성화, 뼈나 관절을 튼튼하게 만들어 주는 효소의 활성화 등의 역할을 한다.

랄은 생체 배터리의 충전 상태를 유지시킴으로써 그것의 작동을 도와준다. 전자파는 세포를 표적으로 삼기 때문에 매순간 미네랄의 보유량을 최적 수준으로 유지해야 한다. 앤 루이스 키틀먼이 『전자파가 내 몸을 망친다』에서 전자파 보호막을 만들어 주는 미네랄에 대해 소개한 내용을 정리하면 앞과 같다.[33]

이런 미네랄을 한꺼번에 섭취하는 방법은 천일염을 활용하는 것이다. 셀레늄을 제외한 거의 모든 미네랄이 천일염에 들어 있다. 구운 소금이나 죽염을 요리에 사용하거나, 물에 1/4티스푼 정도를 타서 마시는 것만으로도 충분하다.

숙면이 모세혈관 생성을 돕는다

옛말에 과유불급(過猶不及)이라 했다. 무엇이든 한쪽으로 지나치면 부작용이 크다. 몸에 좋다는 운동이나 보약도 지나치면 독이 된다. 우리 몸은 어느 한쪽으로 치우치는 것을 싫어한다.

인간은 일을 하는 만큼 쉬어줘야 한다. 인간에게 쉼의 시간이 왜 이토록 중요할까? 편안한 호흡을 통해 새로운 에너지를 충전하는 것이 바로 휴식의 참된 의미다.[34] 신생아들이 하루에 16~20시간씩 잠을

---

33) 앤 루이스 기틀먼, 『전자파가 내 몸을 망친다』 pp.273-284.
34) '휴식'(休息)이란 한자를 살펴보면, '휴'(休)는 사람[人]이 나무[木]에 기대앉은 모양이고, '식'(息)은 '코 비(鼻)'와 '마음 심(心)'으로 이뤄졌는데, 옛 금문에 의하면 콧구멍으로 기운이 드나드는 모양이라고 한다. 따라서 휴식은 '사람이 나무에 기대앉아 편안하게 숨

자는 것도 성장에 필요한 에너지를 충전하기 위해서다. 휴식은 결코 버리는 시간이 아니다.

잠을 잘 자는 것은 휴식의 정점이다. 잠은 몸과 뇌가 쉴 수 있는 중요한 시간이다. 뇌는 잠을 자지 않는 한 휴식이 불가능하다. 잠은 몸과 뇌의 재생 공장 같은 역할을 한다. 깊은 잠에 들어가면 성장호르몬이 다량 분비되는데, 이 호르몬은 세포의 신진대사를 촉진하고, 근육과 뼈를 키우며, 피부와 내장을 효율적으로 재생한다. 예부터 "잠이 보약"이라고 한 것도 이런 이유 때문이다. 모세혈관의 생성을 위해서라도 숙면을 취하는 것은 무엇보다 중요하다.

성장호르몬이 모세혈관 생성

'미인은 잠꾸러기'라는 말도 있다. 황당한 것 같은 이 말도 과학적으로 뒷받침되고 있다. 2010년 스웨덴에서 실시한 연구 결과, 잠을 푹 자는 사람들이 수면을 잘 이루지 못하는 사람들보다 훨씬 건강해 보이고 매력도도 높은 것으로 나타났다. 해당 연구진은 수면이 부족하다는 인상을 주는 사람들은 눈 아래 다크서클과 창백한 피부, 깊은 주름이나 옅은 주름이 더 많은, 눈에 띄는 피부 변화가 나타난다고 밝혔다.

2015년 만성적으로 수면이 부족한 사람들의 피부를 분석한 연구에서도 피부 장벽이 약해지고 내인성 노화의 징후가 늘어난다는 사실이 확인됐다. 잠을 충분히 못 자면 신진대사, 정신 건강에 악영향이 발생

을 쉬는 것'이란 뜻이다.

하고 이는 피부 노화라는 결과로 이어진다.

이런 결과는 수면 중에 분비되는 성장호르몬 때문이다. 성장호르몬은 모세혈관을 생성한다. 잠을 많이 자면 성장호르몬이 더 많이 분비되고, 모세혈관은 더 왕성하게 생성된다. 반면 수면 시간이 짧으면 성장호르몬이 부족해진다. 성장호르몬 분비가 적어지면 모세혈관이 생성되지 않는다. 모세혈관은 수면 상태에서 활발하게 만들어지기 때문이다.

그래서 밤에는 편안하게 부교감 신경이 우위인 상태를 만들어내는 것이 중요하다. 실제로 올빼미형 인간의 경우 모세혈관을 재생시키는 호르몬 분비량이 현저하게 적은 것으로 알려져 있다.

수면의 질을 높이는 것도 건강한 모세혈관을 늘리는 데 매우 중요하다. 수면 중에 분비되는 성장호르몬은 낮에 손상된 세포를 복구하는 작용을 한다. 성장호르몬이 원활하게 분비되어야 모세혈관 세포도 복구되고, 세포 간 밀착이 강한 혈관 벽이 구축된다.

성장호르몬은 전신의 세포에 작용하여 단백질을 합성하고 뼈와 근육을 성장시키는 작용도 한다. 또한 피부세포 복구에도 중요한 기능을 한다. 호르몬의 분비가 막히거나 줄어들면 피부 노화도 빨라질 수밖에 없다.

숙면이 성장호르몬 분비 촉진

성장호르몬은 깊은 숙면 시에 가장 많이 분비된다. 수면의 질이 높으면 성장호르몬 분비량도 늘릴 수 있어 모세혈관의 복구를 증진할 수 있는 것이다. 숙면을 통해 성장호르몬 분비가 원활해지면 모세혈관 생성도 활발해진다.

그렇게 되면 가장 먼저 혈류(혈액)가 좋아진다. 2009년 미국 시카고 대학에서 30~50대의 건강한 남녀를 5년 동안 관찰한 결과, 잠이 부족하면 플라크가 형성되어 혈액순환에 장애가 생기고, 잠을 잘 자면 혈액순환이 원활해졌다고 한다.

혈액순환이 좋아지면 자연스럽게 당뇨도 좋아진다. 인슐린 분비를 책임지는 췌장을 비롯하여 신장 등의 모세혈관의 상태가 좋아지면 포도당의 신진대사도 원활하게 이뤄진다. 이로써 인슐린 저항의 주요 원인을 예방할 수 있다.

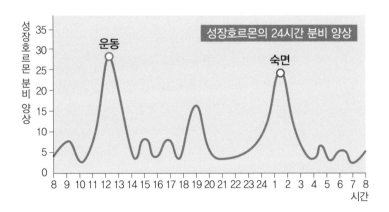

● 밤 11시에서 새벽 1시 사이에는 반드시 자는 것이 성장에도 좋다. 성장호르몬이 왕성하게 분비되면 모세혈관 생성도 활성화된다.

천연 수면제 쥐오줌풀

잠을 자고 싶어도 잘 수 없다는 사람이 의외로 많다. 수면제에 의존해야 하는 사람도 적지 않다. 그런 사람들에게 도움이 될 만한 천연 수면제로 알려진 식물이 있다. 바로 쥐오줌풀 발레리안이 그것이다.

이 풀은 전국 산지에서 무리 지어 자라는데, 과거 전쟁터에서 병사

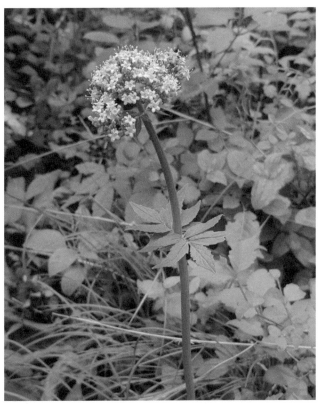

● 쥐오줌풀은 천연 수면제로 불릴 정도로 불면증에 효과적이다.

들이 많이 활용했다고 한다. 제2차 세계대전 때 영국에서도 긴장과 공포를 완화하기 위해 이 풀을 사용했다. 지금도 공포증으로 고통받는 사람들이 이 풀로 위안을 얻고 있다고 한다.

쥐오줌풀은 천연 수면제로 불릴 정도로 신경 안정 작용이 뛰어나다. 통증과 근육 경련을 완화, 불면증에 도움이 된다. 이 풀이 체내로 들어오면 수면 분자를 혈류로 방출하는데, 뇌에 도달한 이 수면 분자가 수면 능력을 강화하기 때문이다. 활용방법은 간단하다. 햇볕에 잘 말린 쥐오줌풀 뿌리 30g을 물 1.5L에 넣고 끓여 차로 마시면 된다. 대추나 감초를 넣어 끓여도 좋다. 독성도 없어 안전하다.[35]

---

35) 쥐오줌풀 역시 국산이 좋다. 지난 2017년 농촌진흥청은 우리나라 쥐오줌풀이 수면의 질과 불면증을 개선하는 데 효능이 탁월하다는 연구 결과를 발표하기도 했다.